U0376106

这样做，
保护孩子视力

李珈贤　陈治锟／主编

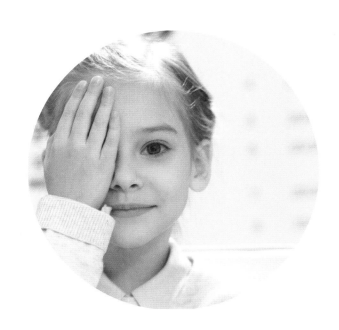

吉林科学技术出版社

图书在版编目（CIP）数据

这样做，保护孩子视力 / 李珈贤，陈治锟主编. --
长春：吉林科学技术出版社，2023.2
ISBN 978-7-5578-9154-1

Ⅰ．①这… Ⅱ．①李… ②陈… Ⅲ．①儿童－视力保
护 Ⅳ．①R779.7

中国版本图书馆CIP数据核字(2021)第278022号

这样做，保护孩子视力
ZHEYANG ZUO, BAOHU HAIZI SHILI

主　　编	李珈贤　陈治锟
编　　委	邓红燕　胡珂宁　季美旭　贾海燕　李柏璿　刘晓群
	刘肖斌　吕林桦　廉海成　潘奕辰　宋兵兵　王不凡
	王　威　王昭彦　魏妮莎　吴彩霞　邢云卿　杨　可
	杨小林　余　琪　张宏宇　张玲玲　张美丽　张洺嘉
出 版 人	宛　霞
责任编辑	赵　兵
封面设计	深圳市弘艺文化运营有限公司
制　　版	深圳市弘艺文化运营有限公司
幅面尺寸	170 mm×240 mm
开　　本	16
印　　张	12.5
字　　数	196千字
页　　数	208
印　　数	1—7 000册
版　　次	2023年2月第1版
印　　次	2023年2月第1次印刷

出　　版	吉林科学技术出版社
发　　行	吉林科学技术出版社
地　　址	长春市福祉大路5788号出版大厦A座
邮　　编	130118
发行部电话/传真	0431-81629529　81629530　81629531
	81629532　81629533　81629534
储运部电话	0431-86059116
编辑部电话	0431-81629380
印　　刷	长春百花彩印有限公司

书　　号	ISBN 978-7-5578-9154-1
定　　价	49.80元

PREFACE 序言

随着生活方式的改变，近视人群越来越壮大而且呈现低龄化的趋势。孩子近视率呈上升趋势，如何保护孩子的视力是每个家长非常重视的问题。

儿童期是培养孩子好视力的关键期。0~3岁是视力发育的重要阶段，3~5岁视力仍继续发育，10岁以后视力发育逐步达到成熟阶段。在孩子视力发育的过程中，任何原因造成的视力发育受阻，都有可能引起近视、斜视、远视等眼部疾病。如未能及早发现、及早矫正，就有可能留下永久性的视力缺陷或者障碍。

要想孩子的双眼炯炯有神，家长首先要为孩子提供均衡的膳食、合理的营养，了解对眼睛有益的食物有哪些，如新鲜蔬果、肉类、坚果等，避免让孩子吃过多对眼睛有害的食物，如高糖食品、烧烤油炸食物、辛辣食物等。家长要为孩子提供良好的视觉环境，帮助孩子养成良好的用眼习惯。家长还可以通过孩子喜欢的运动、游戏，调动起孩子身体各系统的活力，放松眼肌，改善情绪，使孩子的视力在不知不觉中得到提高。

本书从合理膳食、良好的用眼习惯和环境、视力运动游戏等方面详细地介绍了如何保护孩子的眼睛、提高孩子视力的知识，并系统地阐述了孩子常见的视力问题及改善策略，科学解答了家长的一些疑问，为孩子视力的正常发育保驾护航。

CONTENTS 目录

PART 1

培养好视力，儿童期是关键

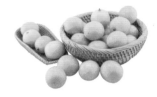

PART 2

合理膳食，让孩子的双眼炯炯有神

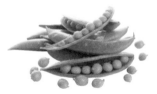

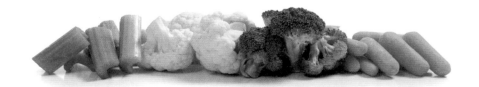

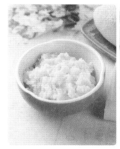
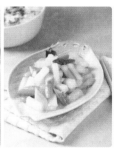

PART 3

良好的用眼习惯与视觉环境造就好视力

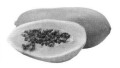

PART 4

运动 + 游戏，提高孩子视力

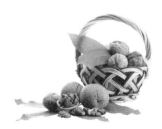

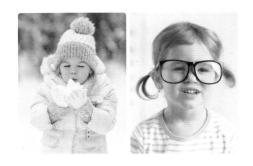

PART 5
儿童常见视力问题的改善与预防

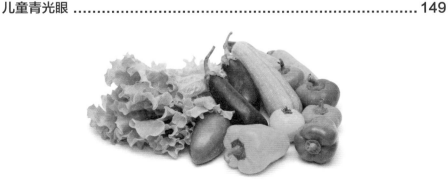

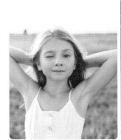
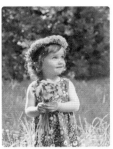

PART 6

家长必须掌握的眼科常识

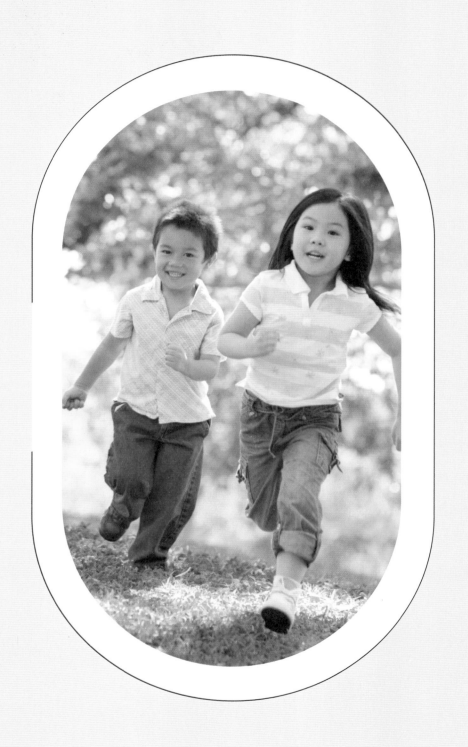

PART 1

培养好视力，
儿童期是关键

儿童期是人体成长的重要阶段，儿童各个组织器官功能发育的关键时期。与其他器官功能的发育一样，儿童的视力也是逐渐发育的，在此阶段，视觉功能逐步形成并趋于成熟。视觉系统有很强的可塑性，因此，我们必须抓住培养孩子视力的关键时期。

认识孩子的 眼睛

　　孩子眼睛的构造在其出生时就基本和成人一样，由眼球、视路和眼眶、眼附属器等组成。眼球近似球形，最外层前面小部分是透明的角膜，即俗称的黑眼仁；其余大部分为白色的巩膜，俗称白眼仁。刚出生时，孩子的眼球短小，前后径约为16毫米，垂直径约为14.5~17毫米，有远视，光线的焦点聚集在眼球后方，视力处于模糊状态。1~3岁时，眼球会随着身体的生长发育而迅速变大，眼轴增长，角膜曲率变平，晶状体的凸度扁平化，视力逐渐变正常。3岁以后，角膜和晶状体的发育基本稳定，眼球最大的变化就是眼轴的增长，可达23毫米。5~6岁时，眼球径接近成人，约24毫米。受先天因素或后天因素的影响，部分孩子屈光状态的发展和眼球各部位的发育不成比例，从而出现不同程度的近视或远视。

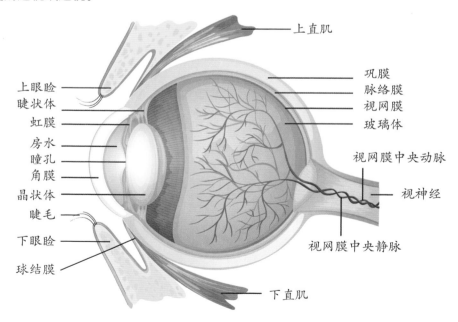

眼睛的解剖图

角膜

角膜位于眼球的最前方，呈高透明、薄膜样的前凸椭圆形，它就像一扇门，保护着我们的眼睛。新生儿角膜直径为9~11毫米，出生后六个月是角膜发育最快的阶段，3岁时已接近成人大小，为11~12毫米，其垂直径略小于横径。为了保持透明，角膜内部没有血管，通过泪液和房水获取养分及氧气。角膜表面遍布着敏感的神经末梢，就像防护罩一样，当外界的小虫子或异物接触到这个"门"的时候，眼睛的防御系统就会开启，出现眨眼睛、疼痛、流泪等，提醒我们要保护眼睛。但是，当角膜受到疾病的攻击且没有得到及时治疗时，原本透明的"门"会变得灰白，就像蒙上了一层薄纱，我们看东西就会看不清楚了。

巩膜

巩膜为眼球最外层后方半圆形结构，为白色、不透明的组织，有一定的弹性。孩子的巩膜因较薄，内面的色素组织可能隐露而呈淡青色；老人的巩膜因脂肪沉着而带黄色。巩膜结构坚韧，有支持和保护眼内组织的作用，就像眼球的"墙"一样。巩膜正前方与角膜相衔接，交汇处有环形的巩膜静脉窦，是泪液排出的安全通道，起着调整眼压的作用。巩膜受到先天性因素或后天性因素的影响时，会变薄，因不能承受眼内压而扩张，引起眼球形态发生畸变。另外，巩膜内胶原分子的联合受到影响时，巩膜也会变得脆弱而容易扩张，形成近视。所以巩膜胶原的变化与近视的发生密切相关。

睫状体

睫状体位于巩膜内面，在虹膜根部与脉络膜前缘之间，呈环带状，由睫状冠与睫状环组成，在睫状体的外部有平滑肌构成的睫状肌，其收缩与舒张可调节晶状体的曲度。假性近视主要是用眼过度导致睫状体疲劳所致。

虹膜、瞳孔

在角膜之后、晶状体之前，有一个圆盘状隔膜，其根部与睫状体相连，表面有很多精细条纹，呈放射状排列，称为虹膜纹理。虹膜纹理就像指纹一样，每个人都是不一样的。在一些高度保密的机构，虹膜识别技术会被用来进行人员辨识。虹膜包括瞳孔开大肌和瞳孔括约肌，共同控制着瞳孔大小：受光刺激时，瞳孔缩小；光线减弱时，瞳孔扩大。通过调节眼内的光线强度，瞳孔保证视网膜成像清晰。

1岁以前，由于瞳孔开大肌未发育完善，瞳孔括约肌作用相对较强，此时的瞳孔处于一生中最小的阶段。从1岁到青春期，瞳孔逐渐变大，是一生中最大的阶段。整个小儿期，瞳距都没有达到成人水平，又由于小儿内眦赘皮、鼻梁扁平等因素，使得他们瞳距过宽，出现类似"内斜视""斗鸡眼"的现象，其实这都是正常的生理现象。6~15岁，瞳距会出现生长高峰，慢慢就能达到成人水平。

儿童瞳距发育数据

年龄（岁）	瞳距（毫米）
5~6	42.5~60.5
7~9	45.0~63.0
10~11	48.4~68.0
12~14	51.0~68.1

晶状体

晶状体位于虹膜和玻璃体中间，呈双凸透镜状，全透明而且具有很好的弹性，由负责连接的悬韧带固定，悬挂在睫状体上，这是眼球屈光系统的一个重要组成部分。当肌肉伸缩时，晶状体就会牵拉韧带发生改变，让原本固定的"放大镜"变凸或变平，就像照相机的镜头对焦一样，让我们看清远近不同位置的物体。但是，当晶状体缺乏营养或者随着机能的减退而减退时，原本透明的晶状体会变成乳白色，弹性也会降低，这就是白内障。随着年龄的增长，晶状体的弹性变弱，就像照相机的镜头不能自如地伸缩，出现"跑焦"现象，如看近处物体困难且不能持久，这就是我们常说的"老花眼"。

玻璃体

玻璃体可不是玻璃做的，而是一个近似于无色透明的胶状体，位于晶状体后面、视网膜前面的空腔里，支撑着整个眼球的内部结构，具有屈光、固定视网膜的作用。玻璃体不可再生，主要成分是水，还含有少量胶原与透明质酸等。当玻璃体发生轻度混浊时，我们就会感到眼前如同有蚊虫飞舞一样；混浊变严重时，还会出现黑影增多、闪光、视力被遮挡等现象，当出现上述症状时需及时就医。外伤、炎症或出血等也可致玻璃体混浊，影响视力；玻璃体液化或手术时丢失过多，其支撑力会减弱，容易造成视网膜脱离。

视网膜

视网膜位于眼球壁的最内层，位于脉络膜与玻璃体之间，呈橘红色透明薄膜状，内含丰富的感光细胞、血管和神经，负责感光成像。传统的胶片照相机需要底片才能冲洗出多彩的照片来，而视网膜就是眼睛的彩色感光底片。其中央有一小块凹陷处，叫黄斑中心凹，此区无血管，却有大量的感光细胞，是视觉最敏锐的部位。若视网膜出现任何问题，都会影响我们的视力，甚至致盲。从光学观点出发，视网膜是眼光学系统的成像屏幕，它是一个凹形的球面。视网膜的凹形弯曲有两个优点：眼光学系统成像有凹形弯曲，所以弯曲的视网膜作为像屏具有适应的作用；弯曲的视网膜具有更宽广的视野。

孩子各阶段 视力 发育特点

　　人类的视觉会经历一个逐渐形成、完善、巩固的过程。新生儿的视觉功能尚未发育完全。一般认为，随着年龄的增长，孩子6岁（甚至10岁）以后，视觉功能方可发育至正常成人水平。所以，孩子在学龄前视力未达到正常标准并不代表一定是视力异常。

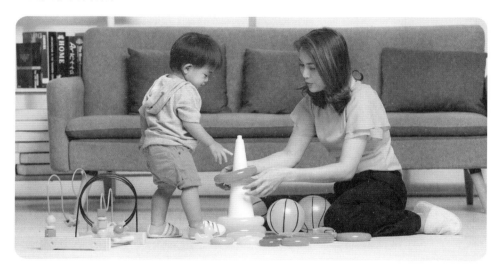

不同年龄阶段孩子视力发育特点

年龄	孩子的视觉发育特点
0~1 个月	安静情况下可以短时间看东西
1~2 个月	眼球可以随人运动，注视近处目标
3~6 个月	眼睛运动更加自如，喜欢看自己的手，头和眼睛可以随着物体左右转动，视野可达 180°，已经可以比较顺利地捕捉视野范围内的移动物体，拥有了"追视"的能力；可以分辨彩色和非彩色

年龄	孩子的视觉发育特点
7~12 个月	转眼自如，视线能随移动物体上下左右地移动；对于眼前突然消失的东西，会有寻物反应；能辨别物体大小、移动的速度；可以看到小的物体，区分简单的几何图形，模仿面部表情
1~1.5 岁	喜欢借由眼睛引导手部活动，喜欢触摸所有看到的新事物，手眼协调能力快速提升；对图画感兴趣，能分辨出物体的形状，可以把不同形状的积木插到不同的插孔中
2 岁	视力可以达到 0.5，能区分水平和垂直，逐渐会分辨颜色；模仿能力增强，可以细致地模仿看到的行为
3 岁	开始学着说颜色名称，认识圆形、方形和三角形
4~5 岁	视力已逐渐成熟，视力清晰度增加
6 岁	视深度已充分发育，6 岁之前的孩子常常因为视深度不准确而撞到东西

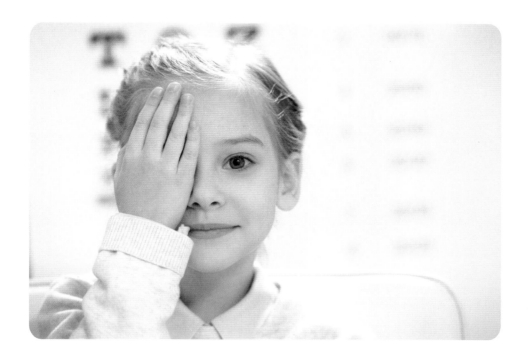

如何观察孩子的 视力变化

目前普遍认为，儿童视觉发育的关键期为0~3岁，敏感期为0~12岁，双眼视觉发育在6~8岁成熟。对于儿童的视力问题，6岁前治疗效果最好，8岁以后治疗效果偏差，12岁以后治疗效果几乎为零。如果能及早发现，便能及早采取治疗措施，治愈率会更高。

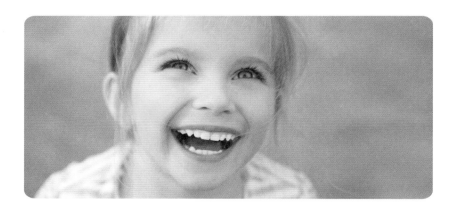

视力和视觉有什么区别

衡量眼睛的"好坏"，主要是从"视力"和"视觉"两大方面的功能来进行。视力即视敏度，是指眼睛视网膜的敏锐程度，包括中心视力和周边视力两部分。中心视力是指能清楚准确地看见物体的视力。周边视力是指一个人的视野大小。我们平常所说的视力检查中的视力是指中心视力。一般人对眼睛功能的判断，往往只注意视力的好坏，而忽略了眼睛的另一个更重要的功能——视觉功能。

视觉是指外界物体通过眼睛接收信号刺激，经脑中枢进行编码加工和分析后获得的主观感觉，包括形状、明暗、色彩、空间等。孩子出生后的第一年是大脑发育极为关键的时期。研究表明，大脑在这一年里以最快速度建造脑神经网络系统，而视觉学习与刺激可营造其大脑发展的优势，也大大能影响其他功能的发展。但是，视觉问题往往很难通过家长的自行观察而被发现。因此，孩子早期视觉缺陷的鉴别和治疗就显得非常重要。

1~6岁是孩子视力发育的关键时期，这一阶段眼部的发育对孩子一生有决定性的影响。许多眼病如果不能及时发现和治疗，将造成眼睛的终身残疾。由于这个阶段的孩子还不能准确地表达自己的感觉，许多眼病要靠家长细心观察。

如果发现以下情况，家长应当带孩子到医院及时检查

①不能注视眼前物体或不会追随灯光转动眼球，提示孩子双眼视力极差。被遮盖一眼时孩子没有反应，而遮盖另一眼可引起孩子烦躁、哭闹，说明孩子有单眼视力障碍。

②如果孩子平时喜欢眯眼视物、歪头看电视、近距离看书、看电视，则说明孩子有可能视力不好，有屈光不正问题（如远视、近视、散光等）。此外，有些孩子歪头是由于斜视引起的。

③孩子因眼肌发育不正常而造成的内斜视、外斜视等。

④可能因结膜炎、内翻倒睫、先天性鼻泪管闭塞等疾病引起的畏光、流泪、眼屎多。

⑤可能因视网膜母细胞瘤、早产儿视网膜病变、先天性白内障等眼病而表现出来的白瞳症（瞳孔区显现白色、黄白色反光）。

⑥可能因患有先天性上睑下垂、小角膜、小眼球等而表现出来的睑裂和眼球大小异常。

对儿童眼病应进行早期筛查，早发现、早治疗。如有眼病家族史，孩子一周岁前就要去医院接受眼睛检查和视力测试。即便没有眼病家族史，1~3岁的孩子也要去医院进行眼睛检查和视力测试。

不同年龄段孩子的视力检查法

不同年龄段的孩子有不同的视力检查方法，家长可以根据孩子的年龄，参照以下方法进行视力检查。

第 1 阶段：客观观察法

2岁以内的孩子宜用客观观察法检查视力，口诀为：

一月怕来二月动（怕指怕光，动指随家长的活动转动眼球）；

四月摸看带色物；

六月近物能抓住；

八月存在跟随目（家长手指到哪，孩子眼光看到哪，并固视不动）；

一岁准确指鼻孔；

两岁走路避开物。

除此，4~7个月的孩子如果视力存在问题，那么他们在爬行和玩玩具时会表现得比同龄孩子动作慢、准确度低，显得有些笨手笨脚。

第 2 阶段：手势、动物式形象检查法

3~5岁的孩子可用手势、动物式形象检查法检查视力。家长需要注意的是，家长要早一些在家中耐心为孩子检查视力，并要反复检查，否则会影响结果的准确性。

第 3 阶段：成人视力表检查法

5岁以上的孩子可用成人视力表检查视力。如果家长、孩子合作得好，就能测出孩子的准确视力。通过视觉诱发电位（VEP）可测出孩子在不同年龄段的正常视力。

2个月：0.01	6个月：0.06~0.08
1岁：0.2~0.25	2岁：0.5
3岁：0.6~0.7	4岁：0.8
5岁：1.0	6岁：1.2

影响孩子 视力发育 的因素

眼睛在发育的过程中经常会因受到内在或外来的干扰而出现异常，甚至会受到不可逆的视力损害。孩子近视问题不可小觑，尤其是高度近视会引起各种各样的眼底并发症甚至失明，近视防控需要从小抓起。近视的病因十分复杂，目前尚未完全明确，但主流学术界仍然考虑近视是遗传易感性和环境暴露相互作用的结果。

1. 遗传

父母近视是导致孩子近视的因素之一，这已是共识。父母都是高度近视的话，孩子近视的概率会更大，不过，也有资料显示，遗传因素的影响并不大，后天环境和习惯的影响更大。

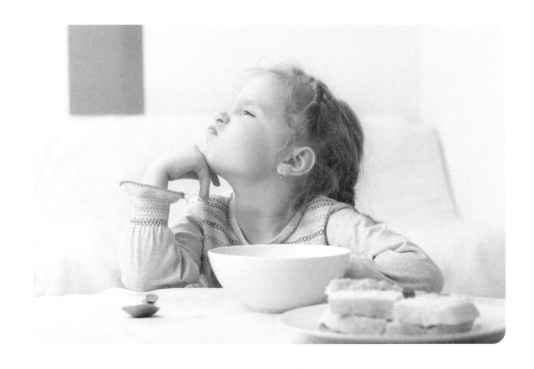

2. 饮食

摄入过多的肉类、甜食、油炸食品是近视形成的危险因素。孩子摄入过多的零食就会导致各种微量元素摄入不足，影响眼球发育，出现近视。

3. 电子产品的应用

孩子接触电子产品的年龄逐渐提前，使用时间也逐渐延长。屏幕与眼睛的距离过近、屏幕清晰度不合适、注视时间过长等都可导致近视。此外，长期注视一个静止的事物，还可导致瞬目次数减少从而引起干眼等眼表疾病，进一步加重暂时性近视的视物不清。

多项研究结果表明，长时间近距离用眼与近视的关系十分密切。近距离用眼既包括看书写字，也包括看电视、电脑、手机等终端设备。由于近视发生的不可逆性，预防近视就要尽量减少近距离用眼的时间，特别是学龄前儿童更要注意用眼的环境和习惯。

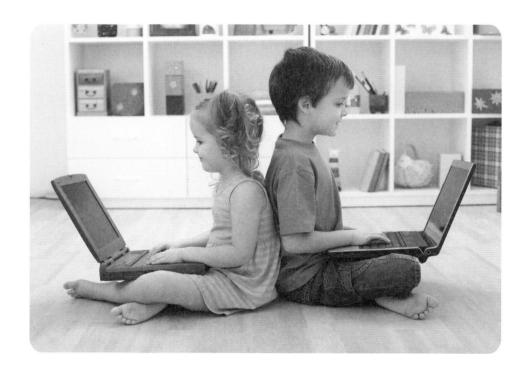

4. 睡眠

睡眠时间长短和时间点是影响孩子视力的主要因素之一。充足的睡眠时间有助于促进生长发育，不但对孩子的全身有良好的修复功能，也对孩子的视力有很好的保护作用。

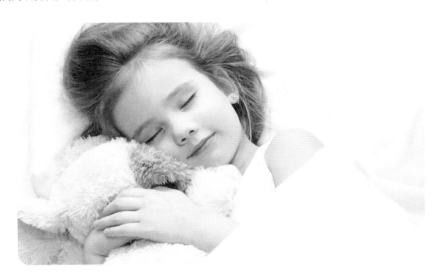

5. 照明环境

大量研究发现，增加户外活动时间和光照时间可以显著降低近视的发病率，有效地预防近视。即使很少的户外活动时间对近视的发生也具有一定的保护作用。无论是阳光还是灯光，只要适当增加光照强度都可以保护视力，因为适当增加光照强度可以引起视网膜局部多巴胺的释放增多。另外，参加户外活动的时间变多，孩子使用电子设备的时间就会变少，这也利于预防近视。

6. 被动吸烟

烟草烟雾中含有上千种有机成分，包括尼古丁、多环芳香烃、亚硝胺、活性羰基化合物等，对眼部有刺激作用，能引起眼红、流泪等反应。长时间处于烟雾环境，吸入相关有害的物质，会导致视网膜神经节细胞及视神经损害，这也与儿童屈光不正、白内障、年龄相关性黄斑变性和严重眼病等相关。

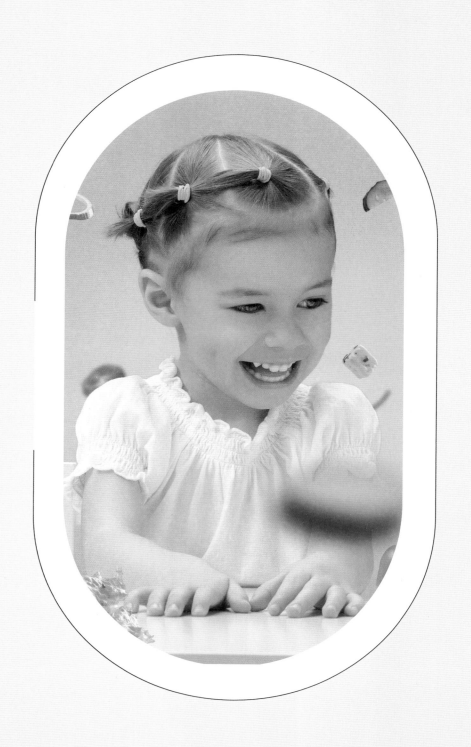

PART 2

合理膳食，
让孩子的双眼炯炯有神

在生活中，很多小细节被忽视都会对孩子的眼睛造成伤害，如饮食不当等。因此，要想保护好眼睛，还需要从饮食习惯开始。家长要给孩子补充合理的营养，多给孩子吃一些有益眼睛的食物，以促进孩子的健康成长。

合理的营养使孩子眼睛 更明亮

　　人体需要很多方面的营养，不能只突出某种营养而忽略其他营养，只有将各种营养素搭配合理和均衡，才能满足孩子生长发育中对各种营养素的需求。研究证明，眼睛角膜的光洁度、明亮度以及视力状况，都与眼睛各种结构所需的营养状态密切相关。所以，合理补充营养能使孩子的眼睛更加明亮。

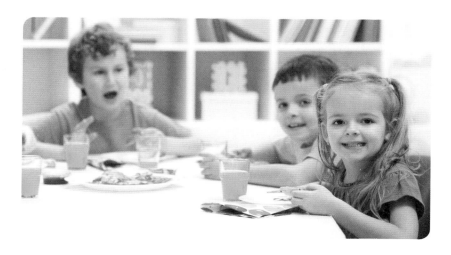

蛋白质，补充眼球中的重要成分

　　蛋白质是组成人体组织的主要成分之一，如组织的修补和更新需要源源不断的蛋白质。人体眼球视网膜上的视紫质是由蛋白质组成的，如果缺乏蛋白质，就可能导致视紫质合成不足，进而产生视觉障碍。同时，眼部组织的修补、更新，都需要蛋白质的参与。所以，及时补充蛋白质丰富的食物，有助于维持视力健康。

　　日常饮食中，蛋白质主要来源于瘦肉、鱼类、蛋类、奶类和大豆制品等。瘦肉、鱼类、奶类、蛋类等含有丰富的动物性蛋白质，而豆类含有丰富的植物性蛋白质。

牛磺酸，参与大脑和视网膜的正常发育

牛磺酸是人体必需的氨基酸，是合成蛋白质的主要成分，对人体各个系统的器官都起着重要作用，特别是对眼部视网膜、视神经、晶状体、角膜都有一定的调节和保护作用，可以有效地促进眼部血液循环，提高红细胞携氧能力，同时可以促进二氧化碳代谢产物排出，能平衡钙离子，营养眼部肌肉，保护视神经，防止视神经退化，预防白内障，提高视力，防止视疲劳。牛磺酸能增加眼睛视觉功能，并且促进视网膜的生长，还有修复角膜的功能，帮助眼睛抵抗一些眼病，如果人体缺少牛磺酸，眼睛视网膜的生长将会受到影响。婴幼儿如果缺乏牛磺酸，将会导致视网膜功能紊乱。

牛磺酸含量最丰富的是海鱼、贝类、海洋植物等，如墨鱼、章鱼、虾、牡蛎、海螺、蛤蜊、紫菜、海带等。

DHA，让视觉更敏锐

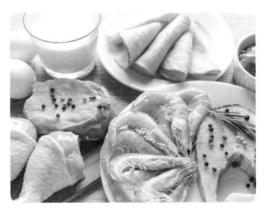

DHA全名为二十二碳六烯酸，俗称"脑黄金"，是神经系统细胞生长及维持的一种主要元素，是大脑和视网膜发育中必不可少的营养素，重要脂肪酸，对婴儿智力和视力发育至关重要。DHA有健脑增智的作用，可预防阿尔茨海默病、心血管疾病、视网膜疾病的发生。人体无法自行合成这种脂肪酸，适当补充DHA会让视觉更敏锐、视物更清晰。

富含DHA的食物有鱼虾类，如三文鱼、沙丁鱼、鳟鱼、大比目鱼等；禽类，如鸡、鸭等。另外，坚果类，如核桃仁、葵花子中含有的 α - 亚麻酸也是制造DHA的原料。

维生素，抗氧化、护眼

○ 维生素 A 预防干眼症

天然维生素A有A_1（视黄醇）及A_2（3-脱氢视黄醇）两种，并以A_1为主。在细胞内，视黄醇先氧化成视黄醛，再进一步氧化成视黄酸。维生素A具有维持人体正常视觉与感光、参与人体上表皮细胞的正常形成、提高人体免疫功能、促进生长和骨骼发育的功能。维生素A缺乏，可引起视力损伤，表现为视盲症，常见于婴幼儿，早期以适应暗能力降低、结膜和角膜干燥为主要表现，后期可发展为夜盲、畏光、干眼症、结膜炎、角化病等，甚至致盲；也可引起皮肤干燥、脱屑、粗糙、毛囊化、鱼鳞纹等；还可造成孩子头盖骨的形成障碍、黏膜和皮肤角质化障碍、生长迟缓及抗感染力下降等。

维生素A的最佳来源是各种动物的肝脏、鱼肝油、奶类、蛋类以及绿色、红色、黄色的蔬菜和橙黄色的水果，如胡萝卜、菠菜、韭菜、青椒、甘蓝、荠菜、海带、紫菜、橘子、柑、哈密瓜、芒果等。动物内脏含胆固醇较高，不适合大量食用。另外，维生素A的抗酸能力比较弱，容易被酸性食物破坏，因此富含维生素A的食物不宜与酸性食物同时烹煮，以免导致维生素A损失。

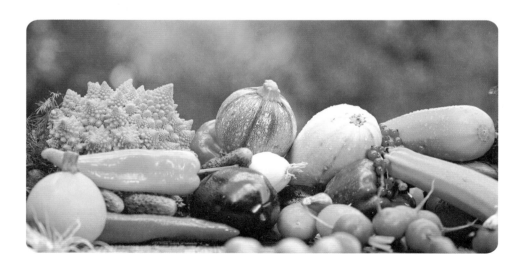

○ B 族维生素，保护角膜、结膜

在B族维生素中，维生素B_2与眼睛的关系最为密切。当人体缺乏维生素B_2时，眼睛会怕光、流泪、发痒或有烧灼感，出现视觉模糊、结膜充血、角膜毛细血管增生等。

维生素B_2含量较丰富的食物有牛奶及其制品、瘦肉、蛋黄、绿色蔬菜和豆类。需要注意，维生素B_2抗碱性很弱，易被碱性食物破坏，因此二者不宜一起烹煮。另外，维生素B_2易溶于水，烹调时需要控制好水分，否则易让维生素B_2流失。

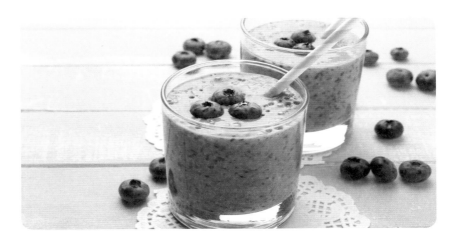

○ 维生素 C，防止晶状体老化

维生素C能防止视网膜受到紫外线伤害，防止晶状体老化，增强细小血管的韧性，修护细胞，帮助增进眼球健康。维生素C是组成眼球晶状体的成分之一，缺乏维生素C就容易导致晶状体混浊患白内障。因此，应该在每天的饮食中注意摄取含维生素C丰富的食物。

维生素C含量较高的食物有鲜枣、青菜、包菜、菜花、青椒、苦瓜、油菜、西红柿、豆芽、土豆、萝卜、山楂、猕猴桃、木瓜、橙子、橘子、葡萄柚、番石榴、草莓等。食用富含维生素C的食物时需要注意，维生素C怕热、怕光、怕铁锅，最好生吃以减少营养物质流失。

○ 维生素 E，延缓眼睛老化

维生素E有保护神经系统、骨骼肌、视网膜免受氧化损失的作用。人体神经肌肉系统的正常发育和视网膜的功能需要充足的维生素E。另外，维生素E还能减少眼球中的自由基，延缓眼睛老化，预防白内障。

维生素E的良好食物来源主要是植物油，如橄榄油、黄豆油、花生油、葵花子油等；另外，坚果类食物的维生素E含量也较高，如核桃、杏仁、腰果、花生、松子、葵花子等。

矿物质，保护眼睛、预防眼病

○ 钙，防止眼轴拉长

钙是骨骼的主要组成成分，也是巩膜的主要组成成分。钙具有调节神经肌肉兴奋的作用，对增强巩膜的韧性有重要影响。当人体缺钙时，巩膜的强度就会相对降低，在眼外肌的长期机械压力作用下，往往会造成眼球壁逐渐延伸，使眼球壁由球形变成椭圆形，角膜与晶状体到视网膜的距离拉长，使图像不能在视网膜上准确成像，从而导致近视的发生。同时，眼球的转动需要肌肉的拉动，而钙与肌肉的灵活性关系十分密切。如果长期缺钙，肌肉会出现僵硬、弹性下降等问题，导致眼球转动不灵活，眼肌调节能力和恢复能力变差，甚至发生眼轴拉长而导致近视加深。

钙还可直接影响眼睛对光线的敏感程度。钙在人体视网膜觉察光线和将光线转换为神经信号的过程中起着关键作用。膳食中补充足够的钙，对保护视力具有非常重要的作用。

人体的钙可通过进食富含钙的食物进行补充，如奶类，大豆及其制品，水产品中的鱼、虾、虾皮、海带、墨鱼等，干果类的花生、核桃、莲子等，食用菌类的香菇、蘑菇、黑木耳等，绿叶蔬菜中的青菜秧、芹菜、苋菜、香菜、油

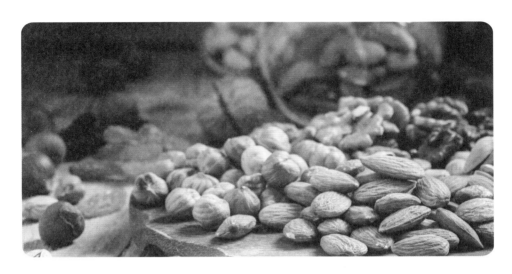

菜薹等。在补钙的同时，摄取适量的维生素D和磷，有助于提高人体对钙的吸收利用率。

○ 硒，强化视觉器官的功能

支配眼球活动肌肉的伸张和收缩、瞳孔的扩大和缩小、眼睛对色彩的辨别均需硒的参与。研究表明，硒在眼睛睫状体和虹膜内含量最高，在视网膜和色素上皮内的含量次之，在晶状体中含量较少，在玻璃体中含量微小。硒是谷胱甘肽过氧化酶的必需组成成分，而这种物质能清除人体内（包括眼睛）的过氧化物和自由基，使眼细胞免受损害。研究还表明，硒与视敏度有关，因此，进食含硒量高的食物能增强视力。

人体中的硒主要从日常饮食中获得，因此食物中的硒含量直接影响人体硒的摄入量。富含硒的食物有富硒大米、富硒玉米粉、富硒小麦、海鲜、蘑菇、鸡蛋、大蒜、银杏等。人体缺硒时，可服用补硒产品，如硒酵母片。

○ 铬，保护晶状体

铬在人体组织中分布广泛，主要分布于肾脏、肝脏、脾脏和骨骼。当人体内铬含量下降时，胰岛素的作用就明显降低，使血浆的渗透压上升，导致眼的晶状体和眼房内渗透压发生变化，促使晶状体变凸、屈光度增加，造成弱视、近视。

海鲜类、未加工的粮谷类、坚果类、奶类、谷类中含有丰富的铬。肉类、肝脏和其他内脏，以及豆制品也含有较多的铬。另外，用不锈钢制品烹调和盛装酸性食品，铬可以溶出。

○ 锌，预防黄斑病变

锌是许多酶类的活性因子，也是视力形成所必需的营养素。锌在体内主要分布在肌肉、骨骼、皮肤、头发和指甲中，肝、肾、脑、肺及心脏等组织中亦含有锌。锌有促进维生素A吸收的作用，锌缺乏可影响贮存的视黄醇利用与运转，内源性血液维生素A浓度下降，孩子眼睛暗适应能力降低。

锌含量丰富的食物有贝类和软体类海鲜、红肉类、动物内脏类、干果类，谷类胚芽、麦麸等。

植物化学物，缓解眼疲劳

植物化学物是植物中含有的已知营养素以外的具有生物学活性及保健作用的物质，主要包括类胡萝卜素（如β-胡萝卜素、叶黄素、玉米黄素、番茄红素等）、多酚（如类黄酮、花青素、黄酮醇等）。

○ 叶黄素及玉米黄素，抗氧化、护眼

除了β-胡萝卜素，类胡萝卜素家族的其他成员如叶黄素、玉米黄素，对眼睛健康的贡献也不可忽视。叶黄素是构成人眼视网膜黄斑区域的主要色素，也是唯一可以存在于眼睛晶状体的类胡萝卜素成分。人眼的黄斑区域之所以是黄色，就是因为它充满了叶黄素及其同系列物质。叶黄素起着过滤蓝光和抗氧化的作用，是帮助眼睛发育的关键营养元素。太阳光中的紫外线及蓝光进入眼睛会产生大量自由基，黄斑区的脂肪外层特别容易受到自由基的氧化伤害，因此这个区域极易发生退化，导致白内障等。紫外线一般能被角膜及晶状体过滤掉，但蓝光却

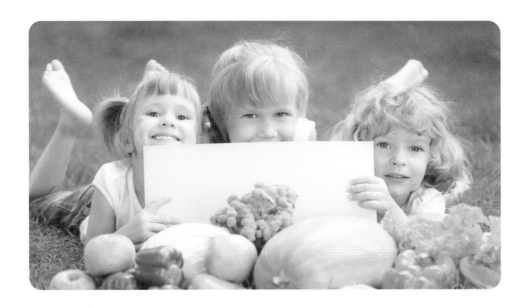

可穿透晶状体，直达视网膜及黄斑区域，黄斑区域中的叶黄素则像滤镜一样过滤蓝光，避免蓝光对眼睛造成损坏。

叶黄素存在于许多蔬菜和水果中，如菠菜、韭菜、小白菜、芹菜、莴笋、甘蓝、秋葵、胡萝卜、玉米、南瓜、木瓜、甜瓜、番石榴、橘子、桃子等。

玉米黄素具有很强的抗氧化作用，能有效地保护眼睛。它和叶黄素一样，是人眼的成像部位视网膜内黄斑区域的另一重要色素来源，可以帮助眼睛过滤有害的紫外线，延缓眼睛的老化，预防视网膜黄斑变性和白内障等眼疾。富含玉米黄素的食物有玉米、南瓜、橙子、菠菜、芥蓝等。

○ 花青素，缓解眼部疲劳

花青素可以促进眼睛视紫质的生成，稳定眼部的微血管，并促进微血管的循环，减缓眼睛黄斑退化。花青素还是一种强抗氧化剂，可以抵抗自由基对晶状体细胞的氧化所造成的伤害，帮助眼球恢复弹性，可缓解视疲劳、视力模糊、畏光、泪眼、干眼等症状，并能预防白内障的发生。

富含花青素的食物有蓝莓、黑莓、樱桃、茄子、石榴、黑米等。

均衡的膳食 利于孩子眼睛发育

　　如果能在日常膳食基础上，父母给孩子多准备一些有利于改善视力的食物，则能起到促进孩子眼睛正常发育的作用。父母要培养孩子不偏食、不挑食的习惯，孩子的食谱要主副搭配、粗细结合，不要过多地依赖一些膳食营养补充剂，要尽量让孩子多吃蔬菜和水果，通过平时的饮食来保证维生素和微量元素的摄入平衡。

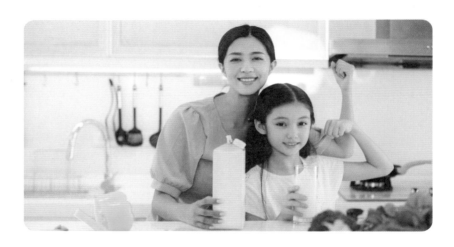

三餐合理，规律进餐

　　饮食规律、多样化，保证营养齐全，并且做到清淡饮食。要经常吃含钙丰富的牛奶及奶制品和大豆及其制品等，以保证钙的足量摄入，促进骨骼的发育和健康。经常吃含铁丰富的食物，如瘦肉等，同时搭配富含维生素C的食物，如新鲜的蔬菜和水果，以促进铁在体内的吸收，保证铁的充足摄入和利用，并且经常进行户外活动以促进皮肤合成维生素D，有利于钙的吸收和利用。

　　一日三餐的时间应相对固定，做到定时定量，进餐时细嚼慢咽。早餐提供的能量应占全天总能量的25%~30%，午餐占30%~40%，晚餐占30%~35%为宜。午餐在一天中起着承上启下的作用，要吃饱吃好，有条件的地区，提倡吃"营养午餐"，晚餐要适量。

每天吃早餐，并保证早餐的营养充足。可结合本地饮食习惯，丰富早餐品种，保证早餐营养质量。

一顿营养丰富的早餐至少包括以下四类及以下食物：

谷薯类：谷类及薯类食物，如馒头、花卷、面包、米饭、红薯、白薯等。

肉蛋类：鱼禽肉蛋等食物，如蛋、猪肉、牛肉、鸡肉、鱼肉等。

奶豆类：牛奶及其制品、豆类及其制品，如牛奶、酸奶、豆浆、豆腐脑等。

果蔬类：新鲜蔬菜和水果，如菠菜、西红柿、黄瓜、西蓝花、苹果、梨、香蕉等。

合理选择零食

选择卫生、营养丰富的食物作为零食。水果和能生吃的新鲜蔬菜含有丰富的维生素、矿物质和膳食纤维；奶类、大豆及其制品可提供丰富的蛋白质和钙；坚果类，如花生、葵花子、核桃等富含蛋白质、多不饱和脂肪酸、矿物质和维生素E。谷类和薯类，如全麦面包、麦片、蒸红薯等也可做零食。油炸、高盐或高糖的食品不宜做零食。

吃零食的量以不影响正餐为宜，两餐之间可以吃少量零食，不能用零食代替正餐。吃饭前、后30分钟内不宜吃零食，不要看电视时吃零食，也不要边玩边吃零食，睡觉前30分钟不吃零食。吃零食后要及时刷牙或漱口。

不喝或少喝含糖饮料

由于多数饮料含有大量的添加糖，所以要尽量做到少喝或不喝含糖饮料，更不能用饮料替代饮用水。如果喝饮料，就要学会查看食品标签中的营养成分表，选择"碳水化合物"或"糖"含量低的饮料。

鼓励孩子多吃蔬菜和水果

蔬菜和水果是维生素、矿物质、膳食纤维和植物化学物的重要来源，对提高微量营养素和植物化学物的摄入量起到重要作用。给孩子做饭时，应注意将蔬菜切小、切细，以方便孩子咀嚼和吞咽。同时，要注重蔬菜品种、颜色和口味的多样化，从而鼓励孩子多吃蔬菜。

蔬菜根据颜色深浅，可以分为深色蔬菜和浅色蔬菜，深色蔬菜的营养价值一般优于浅色蔬菜。深色蔬菜是指深绿色、红色、橘红色、紫红色蔬菜，富含胡萝卜素，是中国居民膳食维生素A的主要来源，还含有其他多种色素物质和芳香物质，可以促进食欲。常见的深绿色蔬菜有菠菜、油菜、芹菜叶、空心菜、西蓝花等。常见的红色、橘红色蔬菜包括西红柿、胡萝卜、南瓜等。常见的紫红色蔬菜是红苋菜、紫甘蓝等。

水果能补充蔬菜摄入不足。水果中的碳水化合物、有机酸和芳香物质比新鲜蔬菜多，而且水果使用前不用加热，其营养成分不受烹调因素的影响。

奶类要适量

多数奶制品富含强化牙齿和骨骼的钙质，吸收率高，是孩子最理想的钙源。每天喝300~600毫升牛奶，就能保证孩子的钙摄入量达到适宜水平。奶制品还是很好的蛋白质来源，如果孩子不喜欢吃肉，多吃奶制品也可以补充蛋白质。

给孩子选择牛奶时，要特别注意不要用含乳饮料来代替液体牛奶。含乳饮料不是奶，而是低蛋白、低钙和高糖以及添加了多种添加剂的产品。在选择牛奶的时候，首先，看产品包装上是否有"饮料"或"含乳饮料"的标注；其次，看成分表，液体牛奶的成分表上只有纯鲜牛奶一种，而含乳饮料的首要成分则是纯净水；最后，通过看蛋白质含量也能辨别含乳饮料和液态牛奶，液态牛奶的蛋白质含量在2.3%~2.9%以上，含乳饮料则是由奶粉加水、糖、香精、增稠剂及其他配料制成的。

谷物不可少

谷类食物不仅含有帮助消化的纤维素和提供能量的碳水化合物，还含有丰富的B族维生素。谷类食物分为全谷物和精制谷物。所有谷类的谷粒都分为三部分：胚乳、胚芽和糠皮。在制作过程中，不除去胚芽和糠皮，就是全谷类，如糙米、荞麦、燕麦、玉米。精制谷物在加工过程中去除了胚芽和糠皮，可制作出玉米面包、白面包、面条、米饭和饼干等食品。由于谷类中的维生素、矿物质、纤维素及油脂大都存在于胚芽和糠皮中，因此，家长在给孩子吃的谷物中不应全部选择精米、精面类食品。

肉类和豆类要适量

这些食物指的是所有能提供蛋白质的食物，不仅包括肉类和豆类，还有鱼类、蛋类和坚果类，这些食物能为孩子提供铁、锌和部分B族维生素。如果孩子偏爱吃猪肉，建议调整其肉食结构，适当增加鱼、禽类，最好经常变换种类。

大豆类食品富含蛋白质和多种不饱和脂肪酸等，营养价值很高，但如果孩子因有豆腥味儿而不喜欢吃，家长可以在烹调过程中采取适当方法去除豆腥味。如将大豆磨成粉后与面粉掺和制作糕饼，在炒黄豆前用凉盐水把豆子洗一下等等。同时，要对孩子解释吃大豆类食品的好处。但注意不要强迫孩子吃，以免其产生逆反心理。此外，也可以选择大豆制品如豆腐、豆浆等给孩子吃。

儿童饮食中的脂肪结构应该和成人差不多，也就是说，总热量中来自脂肪的热量不能超过35%，所以，家长应该尽量限制孩子对脂肪的摄入。此外，别让甜食把孩子的胃塞满，要让孩子尽可能多吃营养健康的食物。

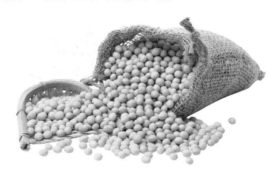

对眼睛 有益的 食物要多吃

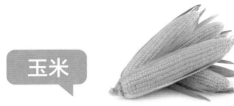

玉米

黄斑是位于视网膜中心部位、掌控视力的组织。黄斑部位的脂肪氧化、受损而遭到破坏的时候，会出现黄斑变性、视力下降，甚至失明的现象。玉米中的叶黄素和玉米黄质（胡萝卜素的一种）可吸收进入眼球内的有害光线，能保持黄斑的健康。

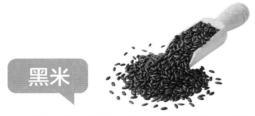

黑米

黑米具有健脾开胃、养肝明目、滋阴补肾、益气强身的功效，是抗衰美容、防病强身的滋补佳品。黑米中的黑色素属于黄酮类化合物，它可以阻断氧自由基在人体内的连锁反应，从而减轻辐射损伤，保护眼睛免受刺激。经常食用黑米，还有利于防治头昏目眩和视力减退。

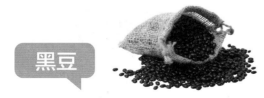

黑豆

黑豆含有丰富的维生素E和B族维生素，能清除体内的自由基，明目健脾，有利于保护视力。另外，黑豆营养全面，含有丰富的蛋白质、矿物质，具有祛风除湿、调中下气、活血、解毒、利尿等功效。

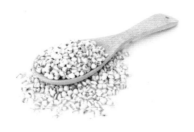

薏米

薏米药食两宜，具有利水渗湿、健脾、解热、镇静、镇痛、排脓等功效，薏米含有较多的维生素B$_2$，有助于结膜炎等多种眼疾的辅助治疗。

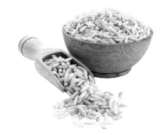

糙米

糙米中含有铬，铬能激活胰岛素，使胰岛发挥最大生物效应。人体铬含量不足，就会使胰岛素调节血糖功能发生障碍，血浆渗透压增高，致使眼球晶状体、房水的渗透压增高和屈光度增大，从而诱发近视。

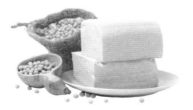

豆腐

豆腐富含蛋白质、不饱和脂肪酸、卵磷脂以及人体所必需的8种氨基酸，能益气宽中、生津润燥、清热解毒、调脾胃，还可以降低血铅浓度、保护肝脏、治疗红眼病。豆腐中丰富的大豆卵磷脂有益于神经、血管、大脑的生长发育，所含的豆固醇还能抑制人体对胆固醇的吸收。

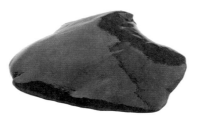

 猪肝

猪肝中含有维生素C和微量元素硒，能提高人体的免疫力、抗氧化能力，预防因用眼过度和遭受辐射而引起的眼部衰老。猪肝中含有大量维生素A，能促进眼部新陈代谢，可以维护正常视力、预防夜盲症。猪肝中富含的维生素B$_1$、维生素B$_2$、维生素B$_6$等B族维生素可滋养眼部，保持眼部健康。

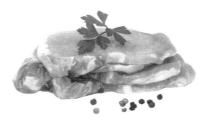

 猪瘦肉

猪瘦肉中的维生素A含量较高，可消除眼睛疲劳，维持正常视力，预防眼干燥症和夜盲症。猪肉中富含的蛋白质还可促进眼部组织的修补、更新，为眼睛提供充足的营养物质。

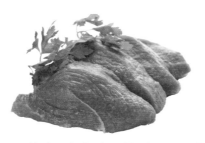

 牛肉

牛肉富含锌，而锌在眼组织中，特别是视网膜色素上皮层及脉络膜中含量很高，参与很多酶的活性，可以帮助延缓与年龄有关的视力衰退和黄斑变性，保护视力，延缓视力下降。

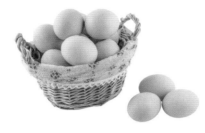

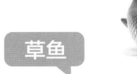 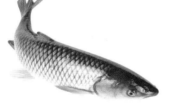

鸡蛋有很好的滋补功效，其蛋白质、维生素A的含量较高，对维持正常视力有利。鸡蛋中含有的维生素E还可抑制眼睛晶状体内的过氧化脂反应，促进体内维生素A的吸收，使末梢血管扩张，改善血液循环，缓解眼部疲劳。鸡蛋中富含硒元素，也对眼睛起着很好的保护作用。

草鱼中所富含的维生素A对眼睛的发育起着十分重要的作用，能合成视网膜视杆细胞感光物质，提高眼睛的抗病能力，还能预防夜盲症。草鱼中所富含的维生素E对治疗某些眼病有一定的辅助作用，适用于白内障、糖尿病视网膜病变、视神经萎缩等病症的辅助治疗。

 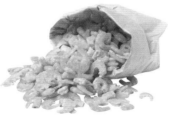

虾具有补肾、壮阳、通乳的功效，可治阳痿、体倦、腰痛、腿软、筋骨疼痛、失眠不寐、产后乳少以及丹毒、痈疽等症。此外，虾富含钙，能增加眼球壁的弹力，防止近视的发生与发展。

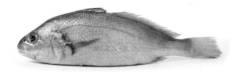

黄鱼

　　黄鱼含有丰富的蛋白质、微量元素和维生素，对人体有很好的补益作用，对体质虚弱的人来说，食用黄鱼有很好的食疗效果。黄鱼含有丰富的微量元素硒，能清除人体代谢产生的自由基并保护视力。

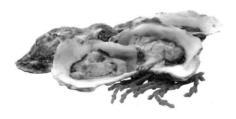

牡蛎

　　牡蛎营养丰富，属高蛋白、低脂肪食物，含有人体必需的8种氨基酸，还含有糖原、牛磺酸、谷胱甘酸、维生素A、维生素B_1、维生素B_2、维生素D、维生素E、锌、钙、镁、铝、氧化铁等，有宁心安神、益智健脑的功效。

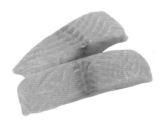

三文鱼

　　三文鱼中含有丰富的不饱和脂肪酸，能有效地提升高密度脂蛋白胆固醇、降低血脂和低密度脂蛋白胆固醇，防治心血管疾病。所含的ω-3脂肪酸更是脑部、视网膜及神经系统所必不可少的物质。三文鱼中还富含维生素D，能促进人体对钙的吸收利用，有助于生长发育。

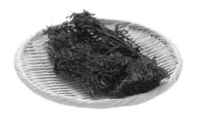

紫菜

　　紫菜中的钙、镁含量很高，可消除用眼过度所致的眼部肌肉僵硬、弹性下降等症状，增强眼球转动的灵活性，维持正常视力，预防视力下降。紫菜中含有的维生素A，可维持角膜正常的光洁度，预防夜盲症、白内障等眼疾。

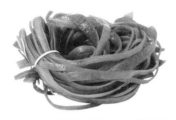

海带

　　海带中富含钙，可调节眼周肌肉的灵活性，防止视力下降。其含有的镁可帮助眼部肌肉增强弹性，预防近视的发生。海带中的硒含量也很高，能清除晶状体内的自由基、过氧化物，使晶状体保持透明状态，尤其对预防青少年近视、弱视有很好的效果。

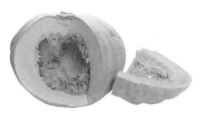

南瓜

　　南瓜含有蛋白质、维生素B1、维生素B2、维生素C和维生素A等营养成分，能保护角膜润泽而不干燥。另外，南瓜中的胡萝卜素含量较高。经常食用南瓜，有助于维护正常视力，还可有效治疗夜盲症等。

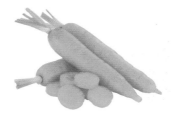

胡萝卜中含有丰富的蔗糖、葡萄糖、淀粉、胡萝卜素等。胡萝卜素进入人体后，会转化成维生素A，可以防止皮肤干燥，改善皮肤，还能维护眼睛健康。常吃胡萝卜能够有效缓解眼睛疲劳，维持视力的正常水平，预防夜盲症、眼干燥症。

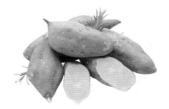

红薯不仅矿物质含量特别丰富，并且维生素C和胡萝卜素含量也特别高，能够保护眼睛，预防眼部疾病的出现。

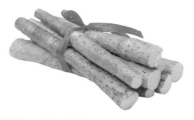

山药有健脾补肺、益胃补肾、固肾益精、聪耳明目等作用，其富含有益眼睛健康的胡萝卜素、维生素B$_1$、维生素B$_2$、烟酸和维生素C等，能增强眼睛的抗氧化能力、促进眼部血液循环、缓解眼部疲劳，对用眼过多造成的结膜或角膜干涩症状也起着缓解作用。

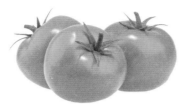

西红柿

西红柿富含有机碱、番茄碱、维生素A、B族维生素、维生素C及钙、镁、钾、钠、磷、铁等营养成分。因其带酸性，故能减少维生素C的流失。另外，西红柿中的维生素C可以减弱光线对眼睛的损害，经常食用西红柿可以保护视力，缓解眼部疲劳。

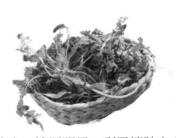

荠菜

荠菜有清热止血、清肝明目、利尿消肿之功效。荠菜含有大量的胡萝卜素、B族维生素和维生素C，钙、铁含量也较高。多吃荠菜能预防眼干燥症，也可以减轻眼睛干涩不适的症状。由于荠菜性凉，脾胃虚弱者不宜食用，尤其是大便不成形、经常便溏者。

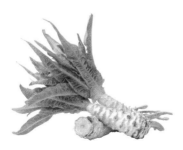

莴笋

莴笋中的维生素E可增强眼睛的抗氧化能力，延缓眼部衰老；所含的维生素B_2可滋养眼睛，避免眼睛因营养不足而出现红血丝。同时，莴笋中所含的钙还有助于调节眼肌的活动和恢复能力，可以预防近视，尤其适合青少年及用眼过度者食用。

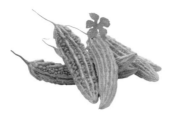

苦瓜

苦瓜富含维生素C，能提高人体的抗病能力，维生素C也是眼睛晶状体的重要营养成分，常吃苦瓜可避免出现晶状体混浊性白内障、角膜炎、虹膜易出血等症状。苦瓜还含有较多的维生素E、钙、锌、硒等营养元素，可避免因营养不均衡所致的视力下降、视物不清等情况。

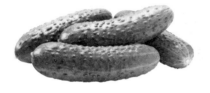

黄瓜

黄瓜中富含钙、铁、锌、硒等多种矿物质及维生素C、维生素E、维生素A等营养元素，可为眼部组织补充充足的营养物质，加强眼周微血管血液循环，保护视力。

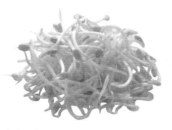

黄豆芽

黄豆芽中含有丰富的维生素B_2，可促进人体的新陈代谢，有助于眼部细胞的再生，能减轻眼睛疲劳，维持眼睛的正常视觉功能，对神经炎、眼部神经萎缩、神经痛等疾病有食疗作用。黄豆芽还有助于增强眼部肌肉的新陈代谢，可延缓近视加深。

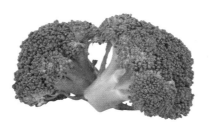

西蓝花

　　西蓝花所含的营养成分比较全面，营养价值很高，主要包括蛋白质、糖类、矿物质、维生素C和胡萝卜素等。经常食用西蓝花有利于人体的生长发育，提高人体免疫力，促进肝脏解毒，保护角膜，明目活血。经常吃一些西蓝花，对视力的保护有一定的帮助，它可以保护眼睛晶状体。

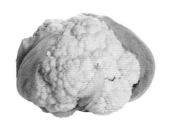

花菜

　　花菜含有丰富的钙、磷、铁、维生素C、维生素A原、维生素B₁、维生素B₂以及蔗糖等，具有爽喉、开音、润肺、止咳、护眼等功效，可促进人体的生长发育。常吃花菜还可以增强肝脏的解毒能力，提高人体免疫力，改善眼部血液循环，保护视力。

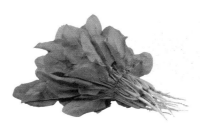

菠菜

　　研究证实，菠菜是叶黄素的食物来源之一，是预防眼睛衰老的良药。菠菜还富含维生素C、维生素D、胡萝卜素、蛋白质、铁、钾、钙、镁等元素，能帮助眼部肌肉增强弹性，不容易发生近视。人体缺乏维生素A会出现眼睛干涩、视物模糊，菠菜中的胡萝卜素被人体吸收后会转化成维生素A，可降低视网膜退化的风险。

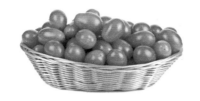

 圣女果

　　圣女果是维生素的仓库，其中维生素A、维生素C含量都是蔬菜中的佼佼者，具有很好的抗氧化作用，其果胶成分能增强眼周皮肤弹性，既能保护眼睛，又能美容。

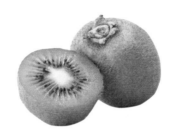

狝猴桃

　　狝猴桃含有丰富的糖类、膳食纤维、维生素和微量元素，尤其是维生素C、维生素A、胡萝卜素、叶酸的含量较高。其所含的维生素A可维持人体正常视力；维生素C可为眼睛的晶状体补充营养，缓解眼睛干涩疲劳，还能有效预防白内障。

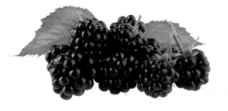

桑葚

　　桑葚营养丰富，能提高人体免疫力，可防止人体发生动脉硬化、骨骼关节硬化，促进新陈代谢，具有改善皮肤（包括头皮）血液供应、营养肌肤等作用，并能延缓衰老。常食还可以明目，有利于缓解眼睛疲劳干涩的症状。

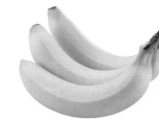

 香蕉

香蕉有维生素C、维生素E、胡萝卜素、钾等成分，能有效改善视力，缓解眼睛红肿等症状。

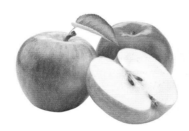

 苹果

苹果有着"明目果"的美誉，主要是因为它能够对改善眼睛视力具有至关重要的作用。可以多吃点苹果，既可缓解视力模糊的症状，还能增强人体对暗环境的适应力。

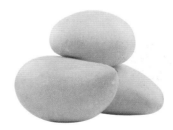

芒果

芒果含有蛋白质、膳食纤维、维生素、矿物质等营养成分，其中维生素A含量在所有水果中名列前茅。芒果的维生素C含量也超过一般水果，且芒果中含有类胡萝卜素，可以维持眼睛和皮肤的健康，能有效改善夜盲症、皮肤粗糙的状况，有助于经常用眼的人改善视力、缓解眼睛不适等症状。

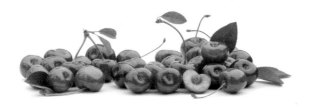

樱桃

　　樱桃含有丰富的维生素A和维生素C，可防治电脑族常见的眼痛、视力下降、怕光等症状。其所含的叶黄素是帮助眼睛发育的关键营养元素，可预防和调理多种眼疾，如黄斑变性、视神经萎缩、糖尿病视网膜病变等病症。

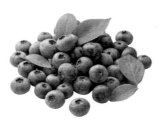

蓝莓

　　蓝莓中所含的花青素可促进视网膜细胞中视紫质的再生，而视紫质正是良好视力不可或缺的成分，可预防重度近视及视网膜剥离，并可增强视力。因此，蓝莓是很好的护眼食材。此外，蓝莓中含有极高的抗氧化剂，能保护大脑健康，预防阿尔茨海默病，并有助于延缓眼睛衰老，保护眼睛健康。

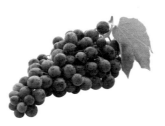

葡萄

　　葡萄富含维生素及多种矿物质，能阻止血栓形成，降低人体血清胆固醇水平，同时降低血小板的凝聚力，预防眼睛周围的血压升高，可有效缓解眼睛疲劳。此外，葡萄籽中含有一种叫作原花青素的物质，能有效保护视力。晶状体变性是导致视力下降的一个重要原因，吃葡萄籽可以对眼睛晶状体起到修复作用，有助于保护视力，还可以预防青光眼的发生。

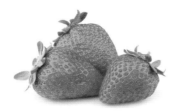

 草莓

　　草莓中所含的胡萝卜素是合成维生素A的重要物质，具有明目养肝的作用。同时，草莓中的维生素C含量非常高，维生素C可为眼睛补充必需的营养物质，防止出现眼睛干涩、视力下降等状况，可保持双眼明亮。

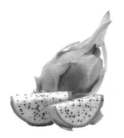

 火龙果

　　火龙果拥有丰富的花色苷等营养成分，花色苷也是抗氧化剂中的一种，可用于抗自由基和抗衰老等方面。经常食用火龙果有助于保护视力，从而预防眼部疾病。火龙果还富含维生素B_1、维生素B_2、维生素C和胡萝卜素、花青素，并含有钙、磷、铁等元素和水溶性膳食纤维，可为眼睛视网膜补充必需的营养，预防眼睛干涩、眼花等不适症状，有利于改善视力。

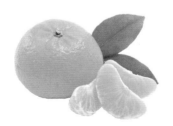

橘子

　　与其他水果相比，橘子的维生素C含量较高。维生素C可用于保护视力，对抗眼部衰老等。除此之外，经常食用橘子还能增强身体免疫力。不过，橘子不可过量食用，以免引起上火。

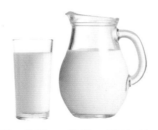

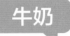 **牛奶**

　　牛奶富含蛋白质、脂肪、糖类、维生素A、维生素D等成分，其所含的20多种氨基酸中有人体必需的8种氨基酸，营养全面丰富，易被人体吸收利用，可以有效缓解视疲劳，有助于改善视力下降的情况。

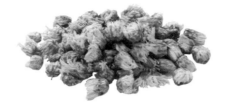

 菊花

　　菊花有散风清热、清肝明目和解毒消炎等作用，常用于治疗因肝肾阴虚引发的目赤多泪、眼目昏花等症状。菊花对治疗眼睛疲劳、视力模糊有很好的疗效。除了用于涂抹眼睛消除水肿之外，平常可以泡一杯菊花茶来喝，能有效缓解眼睛疲劳，如果每天喝三四杯菊花茶，对恢复视力也很有帮助。

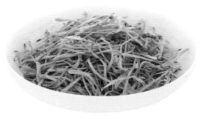

金银花

　　金银花自古便被誉为清热解毒的良药，能宣散风热，善清解血毒，用于各种热性病，如身热、发疹、发斑、热毒疮痛、咽喉肿痛等，具有抗炎、补虚的功效。常用金银花泡水喝，可清肝明目、平肝凉血。金银花还能减轻肝脏的病理损害，有一定保肝护肝的作用，从而对与肝脏健康密切相关的眼睛起到保护作用。

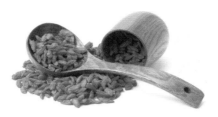

 枸杞子

枸杞子含有丰富的胡萝卜素、维生素A、维生素B₁、维生素B₂、维生素C和钙、铁等保护眼睛的必需营养物质，还有补气强精、滋补肝肾、抗衰老、抗肿瘤等功效。枸杞子可明目，俗称"明眼子"。

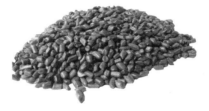

 决明子

决明子可祛风清热、解毒利湿，且具有十分显著的明目功效，可缓解由肝火上扰、风热感冒引发的目赤肿痛等不适症状。决明子所含的大黄素、大黄酚对人体有平喘、保肝护肝的作用，常与补养肝肾的药物如沙苑蒺藜、女贞子、枸杞子、生地等一同使用，可以防治白内障。

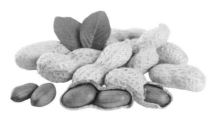

 花生

花生不仅是一种高营养食物，更是一味药用价值较高的保健良药。花生的种子、种衣、种壳和油脂都可作为药用。中医认为，花生可健脾胃、润肺化痰、益气止血。花生中富含的维生素E，是一种天然的抗氧化剂，能有效保护眼睛。

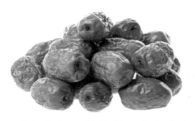

 红枣

红枣有"天然维生素丸"的美誉，含有丰富的维生素A、维生素C、维生素B1、维生素B2、维生素P，可为视网膜补充营养，对眼睛有很好的保健作用。红枣中的红枣多糖属于天然的抗氧化剂，能保护眼睛免受紫外线的伤害，进而起到防治白内障的作用。

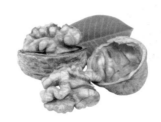

 核桃仁

核桃中富含丰富的维生素E，具有很强的抗氧化性，能减少眼球中的自由基，延缓眼睛老化。核桃仁能益血补髓、强肾补脑，是强化大脑记忆力和理解力的佳品。核桃仁含油脂较多，不易消化，孩子每天吃三四颗大核桃仁就足够了。

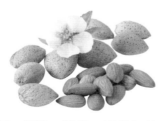

杏仁

杏仁富含蛋白质、脂肪、糖类、胡萝卜素、B族维生素、维生素C、维生素P以及钙、磷、铁等营养成分，其中胡萝卜素的含量在水果中仅次于芒果。杏仁中所含的胡萝卜素进入人体后可转化为维生素A，消除自由基对眼睛所造成的损害，其所含的类胡萝卜素也能对视力起到改善作用。

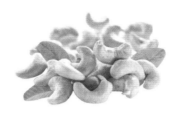

腰果

　　腰果富含多种矿物质，如钙、铁、锌、镁、锰等，可以起到抗氧化、抗衰老、美容养颜、预防肿瘤等功效。腰果还富含多种维生素，如维生素A、维生素B_1、维生素B_2，有增强免疫力、缓解视疲劳等作用。

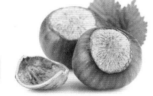

榛子

　　榛子中含有丰富的维生素A原、维生素B_1、维生素B_2及烟酸，有利于保护视力、维持上皮组织细胞的正常生长和神经系统的健康，还能够促进消化系统功能，增强食欲。

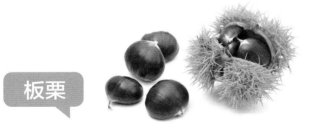

板栗

　　板栗中含有大量的维生素C、维生素A和矿物质，可以促进胶原合成，对于牙齿、骨骼、血管肌肉有维持作用，还能在一定程度上促进皮肤、指甲、毛发的生长，能缓解眼睛的疲劳感，保护眼睛。

对眼睛 有害的 食物要少吃

　　现在的家长爱子心切，总希望孩子长得更壮，给孩子吃过多的高热量营养品。其实孩子过多摄入高热量食物，会给以后埋下健康的隐患。爱吃甜食的孩子更容易发生近视，过多食用味精也可能会影响孩子视网膜的发育。

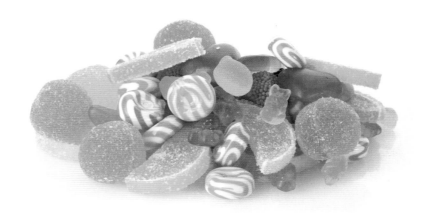

高糖食物

　　巧克力等高糖食物因其甜蜜的口感而颇受孩子欢迎，但高糖食物除易引起孩子的龋齿外，也是引起孩子近视的杀手，还是视力恢复的阻碍者。因为高糖食物里含有大量的糖和草酸，食用过多的糖会引起体内微量元素铬缺乏，而铬缺乏是导致近视的原因之一。过量的草酸也能阻碍人体对钙的吸收，会影响眼球壁巩膜的坚韧度，导致眼球弹性减弱、眼轴变长、近视加重。草酸还会影响房水和晶状体的渗透压，使晶状体变凸，也容易发生近视。

　　高糖食物中的糖在人体内代谢时需要大量的维生素参与，对维生素B1、维生素B2的需求尤其高。所以，大量摄入高糖食物容易导致体内维生素的缺乏，对眼睛上皮组织的健康构成威胁，容易引起视疲劳、角膜充血、视神经炎等。

综上所述，家长要严格控制孩子，尤其是已患有近视的孩子，对高糖食物的摄入。

烧烤、油炸类食物

烧烤、油炸类食物，如烤羊肉串、炸油条、炸鱼串、煎饼等，深受人们的喜爱。然而，这些食物会给孩子的眼睛带来很大伤害，影响孩子的视力，增加孩子发生近视的概率。

首先，烧烤、油炸类食物摄入过多，体内会聚积大量蛋白质，而人体为了消化这些蛋白质需要大量水分。当水分被人体大量吸收后，眼睛吸收的水分会相对减少，进而影响眼睛对营养的正常吸收，从而导致眼睛疲劳。

其次，视力与锌、铬、铁、钙等矿物质有着非常密切的关系。过度食用烧烤、油炸类食物，会影响眼睛对这些矿物质的吸收，容易导致眼球壁弹性变弱，从而引起近视。

最后，烧烤、油炸产生的烟雾对孩子眼睛的危害非常大。在烧烤、油炸过程中，产生大量油烟，这些油烟中含有很多有毒物质，容易对孩子的眼睛造成刺

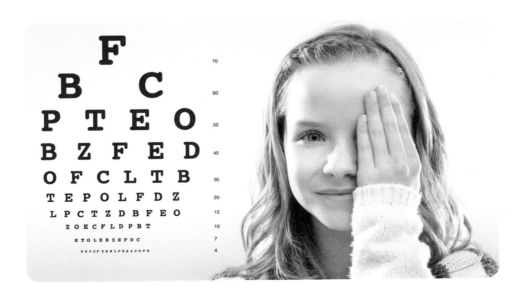

激，甚至导致其呼吸困难，出现支气管炎等疾病。长期吸入这类油烟，患上肺病的概率也是很大的。因此，这类油烟的危害性丝毫不低于人们平时所吸入的二手烟。如果计划在外面烧烤或在家中做油炸食物，家长要尽量给孩子做好防护。另外，烧烤、油炸类食物都是深加工过的食物，这些食物在加工过程中已损失了很多营养，本身对孩子的视力发展也无多少益处。

辛辣刺激食物

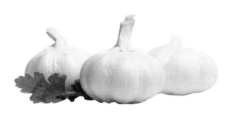

辛辣刺激食物可让眼睛周围产生烧灼感，经常过量吃辛辣刺激食物对眼睛健康很不利，易引起结膜炎、眼底动脉硬化、眼干燥症和视力减退等疾病，所以长期吃辛辣刺激食物对眼睛的伤害是比较大的。家长应控制孩子对辛辣刺激食物的摄入量，以防损害眼睛健康。

众所周知，大蒜具有抗菌杀菌的功效，但是长期过量吃大蒜会让人，特别是一些患有眼部疾病及经常发热的人，出现不良反应。民间有就"大蒜百益而独害目"之说。因此，患有眼部疾病的人应少吃蒜，否则会加重眼睛的不适症状。

精细食物

饮食过于精细除了易引发便秘外，对眼睛的伤害也很大。这是因为精细食物中缺少B族维生素和铬，尤其是铬元素，它主要存在于粗粮中。如果家长不讲究食物的营养搭配，长期给孩子吃精细食物，孩子体内就会缺少铬。因此，为了保护眼睛，孩子的饮食不宜过于精细。

烟类

吸烟容易患肺癌，还会危害眼睛，甚至导致失明。首先，烟草烟雾中的有害物质多达几千种，吸烟时烟雾上升，其中的有害物质如甲醛、氮化物、氰化物等都对眼睛有直接伤害。其次，吸烟时，烟中的一氧化碳会降低血液中的含氧量，视网膜对氧气非常敏感，长期缺氧会导致视神经发生病变。

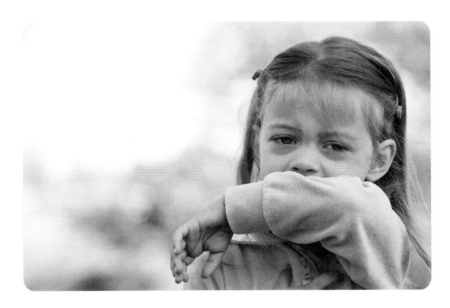

酒类

必须禁止孩子喝酒。喝酒伤肝，而且酒精进入血液之后对神经系统有直接伤害，容易危害视神经。酒精会导致血管充血，在体内代谢时还会消耗大量的B族维生素。长期酗酒会造成B族维生素缺乏，容易伤害角膜，出现视神经炎。酒精中的乙醇容易导致视神经萎缩。

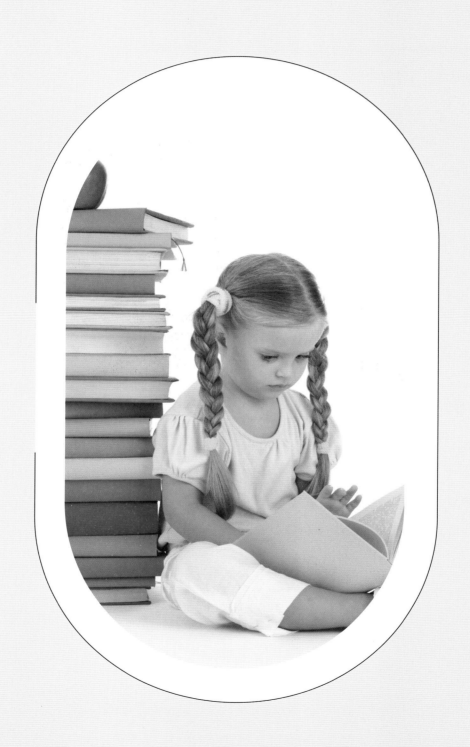

PART 3
良好的用眼习惯与视觉环境造就好视力

如果长期近距离看东西，或者看得时间过长，会使眼球前后轴加长、角膜变凸，外界光线不能聚焦在视网膜上，就会形成近视。因此，规范日常视觉行为、养成良好的用眼习惯、保证良好的视觉环境，是预防孩子近视的关键。

学习的时候要注意用眼 卫生

孩子小时候的习惯也许会改变其成长的道路。从孩子幼儿期开始写字、看书时，家长就应为其准备良好的环境，并培养孩子注意用眼卫生，让孩子学会正确的看书、写字姿势，从而保护眼睛，预防近视。

让明亮的光线照亮眼睛

眼睛是视觉器官，是喜欢阳光的。因为视细胞只对光有反应，光就像视细胞的食物一样，能促进其发育更新。孩子生活、学习的房间应该向阳明亮，窗户要大。温暖的阳光充溢房间，不仅可以放松孩子紧张的眼部肌肉，激活视细胞，也利于其开朗、乐观性格的养成。

孩子白天最好在自然光线下读写，但不能在强烈的阳光下看书，因为强烈的阳光加上书本的反射光会使瞳孔持续缩小，甚至痉挛；而且长期大量的紫外线照射，也可损伤晶状体和视网膜。

人工照明不要太强或太弱，太强会刺激眼睛，太弱会增加阅读困难；最好用台灯做局部照明，尽量用白光灯而不要用彩灯。晚上，孩子学习的室内应有"平衡照明"，也就是说除了台灯，还应有顶灯的弥散光配合。如果在周围黑暗而仅桌面明亮、对比度高的环境下学习，眼睛也会不舒服，容易疲劳。不管是台灯还是顶灯，光源都不要直射眼睛，以免眩光。

长时间在弱光下阅读，导致眼球过度调节并进一步导致眼睛异常发育，会引起近视。最开始，视网膜上的杆状和锥状细胞产生更多的光敏物质，这些物质能够检测到光源，并将其传递给大脑。接着，虹膜肌肉放松，使眼睛的瞳孔变大，以让眼睛收集到尽可能多的亮光。要做到这一点，就需要虹膜肌肉收缩控制瞳孔的形状，使影像能够持续聚焦在视网膜上。

长期在弱光下阅读，也有损视力。弱光下，事物之间的区分度会减小，眼睛辨别事物细节的能力会下降，还会收到很多混合信号。此时，视觉肌肉会处于"两难"：既需要通过放松以收集更多的光，也需要通过收缩来保持影像的聚焦。眼睛这样持续工作很长时间后，就会变得疲惫，这种疲惫会给眼睛带来很多不良影响，包括眼球疼痛、干痒以及视线模糊。如果这些不良影响没有因孩子的休息而消失，那么家长应该及时带孩子去看眼科医生，因为孩子有可能遇到了潜在的眼睛问题，如近视。

综上所述，家长应该尽量避免让孩子在不佳光线下看书、写字，如果家长不能确定光线亮度是否合适，可以用护眼光度笔做些测试。

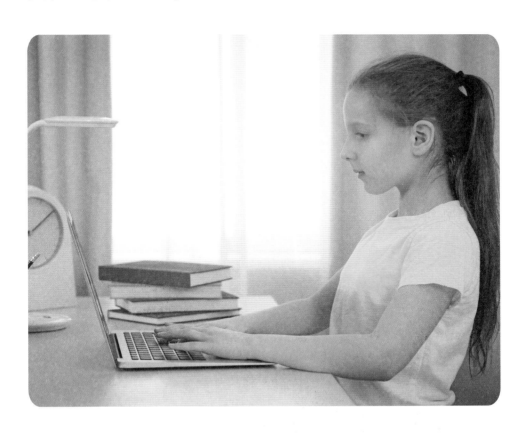

从小要有正确的读写姿势

著名教育家叶圣陶说过："好习惯养成了，一辈子受用；坏习惯养成了，一辈子吃亏，想改也不容易。"孩子只要从小养成了良好的学习习惯，将来就能自觉地读书、学习。读书、写字姿势是学习习惯的一个重要方面。对正确读书、写字姿势的培养，必须在孩子刚入学时抓起，因为初入学的孩子可塑性强，读书、写字姿势尚未定型，在这一阶段抓，就能收到事半功倍的效果。

在孩子读书、写字时，家长应该要求他们坐好、头正、肩平、身直、胸稍挺起，两肩自然下垂、大腿平放在椅面上，小腿并拢，双脚平放在地面上。读书时双手捧着书本，书本上端稍抬高并与桌面保持45°夹角，头稍向前倾，避免颈部肌肉紧张和疲劳。把书本竖直或平放在桌上都是不正确的。写字时两臂同时放在桌面上，并且长度要相等，两臂一长一短或单臂放在桌面上等错误姿势都会使躯干不正而形成畸形。无论读书、写字都要注意"三个一"：眼离书本一尺，胸离桌子一拳，手离笔尖一寸，这样才能保持正确姿势。

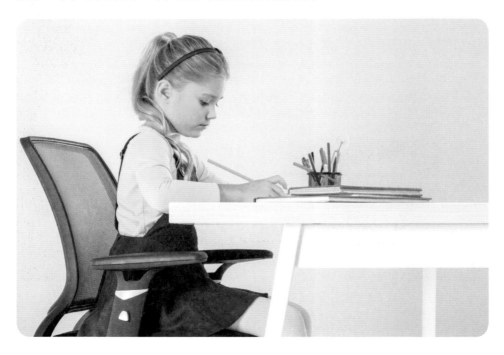

错误的握笔姿势可诱发近视

孩子写字时，应采用三指执笔法。

右手执笔（用左手写字的人可左手执笔），大拇指、食指、中指分别从三个方向捏住离笔尖3厘米左右的笔杆下端。

食指稍前，大拇指稍后，中指在内侧抵住笔杆，无名指和小指依次自然地放在中指的下方并向手心弯曲。

笔杆上端斜靠在食指的最高骨处，笔杆和纸面保持50°左右夹角。

执笔要做到"指实掌虚"，就是手指握笔要实、掌心要空，这样书写起来才能灵活运笔。

正确的看书姿势有利于保护视力

○ 不要躺着看书

家长不能让孩子养成随意躺着看书的习惯。人们正常看书时，一般都是两个眼球同时发挥作用，而且基本呈水平状态，两个眼球所承受的负担基本是一样的。如果是躺着看书，情况就大不相同了。躺着看书时，两个眼球不在同一水平线上，或上下偏斜，或左右偏斜，其所承受的负担不一样，极易疲劳。

○ 不在坐车、走路时看书

有的孩子经常在坐车时看书，或边走路边看书，这种习惯不利于视力的保护，因为汽车抖动、走路晃动，使书本与眼睛的距离不断改变，而要想看清书本上的字，眼睛就要不断地调节，眼部肌肉必然紧张。另外，此种情况下看书，又得不到合适的自然采光和人工照明，书本上的反光忽明忽暗，很容易引起视疲劳，久而久之就会引起近视。

孩子学习时间多长合适

儿童健康用眼行为参数

用眼活动	距离	姿势	一次连续用眼时间
上课	胸距离课桌一拳	头正、腰挺、背直	45~50 分钟
做作业	眼睛距离书本 33 厘米左右	头正、腰挺、背直	45~50 分钟
操作电脑	眼睛与电脑屏幕距离不低于 50 厘米	操作手肘屈成 90°	20~30 分钟
看电视	眼睛距离电视屏幕 3 米以上或 5~7 倍电视屏幕对角线的长度	屏幕中心点高度略低于孩子坐姿时眼睛的高度	小于 30 分钟

选择适合孩子的学习桌椅

为孩子挑选适合的学习桌椅，要从"安全"和"实用"两个方面来考虑。家长在为孩子选择专属的儿童桌椅时，首先要考虑的当然是安全性。孩子在使用儿童桌椅的过程中，上下椅子、离开桌缘的次数相当频繁，因此儿童桌椅本身的设计会影响孩子的安全。

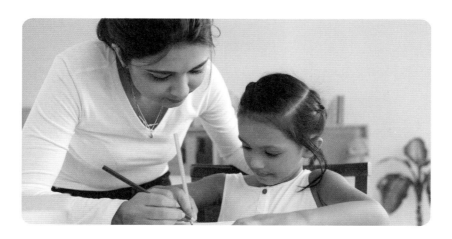

◯ 钝化的边缘表面

儿童桌子的所有边角都应该修裁钝化，朝向孩子的四个边角更应进行圆角设计，以免孩子在进入或离开桌缘时因碰撞而受伤。经过钝化后的桌缘能够将意外伤害降至最低，孩子即便不小心撞到桌缘也不容易出现开放性的伤口。儿童椅子所有的边角也需要圆角钝化，如椅面、背靠、椅脚、扶手等。

○ 足够的重量与承重能力

一张桌子必须可以提供一个绝对稳定的平面，保证孩子安心操作与活动。因此，儿童桌子本身的重量与承重能力是很重要的，儿童桌子有适当的重量让孩子在桌面操作时，不会因为太轻、容易移动而造成危险。而儿童桌子的承重能力也是必须考虑的部分，毕竟较小的孩子在桌面上进行游戏或操作性活动时（如玩黏土），可能会出现两只手一起撑压桌子的动作，甚至可能会尝试坐在桌子上。桌子的承重能力若是不够，就可能会给孩子造成伤害。儿童椅子能够负重的极限值与容许值，是家长在购买前需要特别留意的，而椅子本身具备适当重量，也能保证孩子的安全。

○ 良好的止滑稳定设计

具有止滑设计的桌脚，即便在不同材质的地面上，也能提供良好的止滑性与稳定性，不容易因为稍微碰撞而使桌上的物体掉落。椅脚具备止滑设计也是绝对必要的。附上滚轮可以滑动的椅脚不适合孩子使用，因其具有安全隐患，增加孩子跌落的概率。

○ 无毒健康、安全的材质

儿童桌椅的材质成分非常重要，劣质的儿童桌椅不仅不具备防潮、耐磨、耐高温等特点，还会散发刺鼻气味，严重影响孩子的身体健康。所以，家长在为孩子选购儿童桌椅时应该留意儿童桌椅是否具有由国家家具及室内环境质量监督检验中心提供的检验检测报告。

保持愉快的心情去学习

家长必须了解，孩子心情愉快时会比较喜欢学习，学得更好、更起劲，因此家长指导孩子学习时应注意以下几点。

不要操之过急。家长应了解孩子自身的学习能力，和孩子共同设计一个可行的学习目标，切忌因操之过急而给孩子带来压力。

要保持自己愉快的心情。家长的心情能直接影响到孩子的学习情绪，因此，在帮助孩子学习时，家长一定要保持心情愉快，这种情绪会让孩子感觉到学习本身就是一件愉快的事情。

帮助孩子一起解决问题。家长如果发现孩子能力不足的时候，就要想办法帮助孩子解决问题，否则会使孩子对学习产生畏惧感。

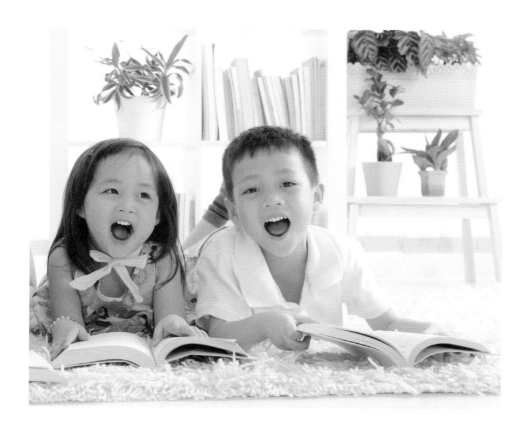

电子产品 使用注意事项

　　儿童时期是生长发育的关键时期，此时孩子的神经系统尚未完全发育，自控能力较差，易受不良因素的刺激而导致视力下降。随着电子时代的到来，孩子的目光停留在电子屏幕上的时间越来越多，而电子产品的不当使用对孩子视力的危害很大。

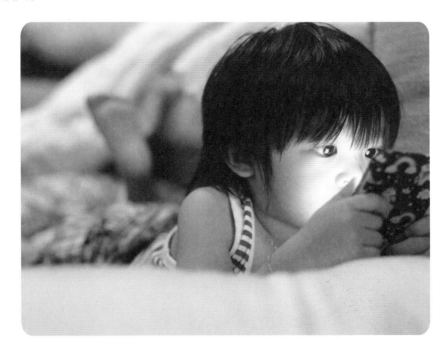

电子产品使用不当对孩子眼睛的危害

　　眼科专家曾做过一个实验，数据显示，使用手机对眼睛影响最大，持续玩1小时手机，可使视力度数出现短时加深的现象。使用平板和笔记本电脑对眼睛的影响次之。阅读纸质书对眼睛的影响较小。因为人们使用手机时，眼睛距屏幕的平均距离约在30厘米，远小于看报纸及看书时的距离（约平均40厘米）。一般情况下，孩子看手机10分钟的眼睛疲劳程度相当于看电视30分钟的眼睛疲劳程度。

为何电子产品对孩子视力的影响这么大？这是因为，睫状肌就跟橡皮筋一样有弹性。人们在使用平板电脑、手机等时，瞳孔会不断进行收缩来适应光源的变化，调节瞳孔的睫状肌会一直保持紧张状态。睫状肌长时间得不到松弛，会使晶状体过度屈曲，进而可导致睫状肌痉挛，造成调节性近视。若不及时防治，调节性近视很快就会演变成真性近视。

合理使用电子产品

家长陪伴孩子时应尽量不用或减少使用电子产品，有意识地引导孩子特别是学龄前儿童正确使用电子产品：非学习目的的使用电子产品的单次使用时间不宜超过15分钟，每天累计不宜超过1小时；使用电子产品学习30~40分钟后，应休息远眺放松10分钟。年龄越小的孩子连续使用电子产品的时间应越短。

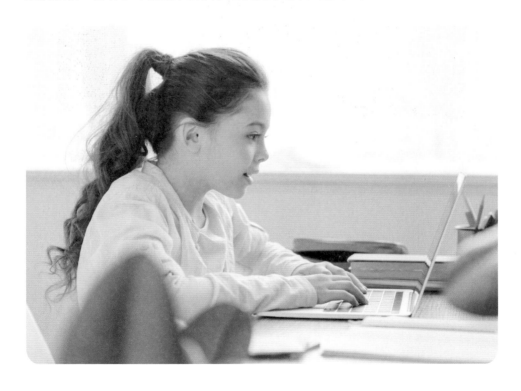

使用电脑时的用眼卫生

随着电脑的大量普及，电脑已经成为现代人的必备工具。家长既不可能禁止孩子使用电脑，也不能放纵孩子使用电脑而无视孩子的视力状况，唯一的办法就是让孩子懂得使用电脑时的用眼卫生。

○ 电脑应靠墙放置

如果电脑屏幕后有光源，无论是自然光还是灯光，都会使孩子的眼睛受到刺激，出现视疲劳。

○ 调整好眼睛和座椅的高低

家长应该引导孩子学会调整座椅的高度，一般以电脑屏幕中心略低于视线中心为佳，这样既可使颈部肌肉处于比较放松的状态，又可减少角膜暴露的面积，减轻眼干涩。

○ 保持正确的坐姿

使用电脑的正确坐姿是，双脚着地，脊背竖直并靠在椅背上，放在键盘上的双手和前臂要与上臂及肩膀呈90°，眼睛不要离屏幕太近，要保持50~70厘米的距离。弯腰前倾趴在键盘上，眼睛离屏幕太近，是错误的姿势。

○ 增加眨眼的次数

正常情况下，我们每分钟要眨眼12次左右，这样有利于把泪液涂抹在眼球表面，使角膜保持湿润、光滑、透明。当使用电脑时，我们眨眼的次数不自主地大大减少，感到眼干涩、视力下降，因此使用电脑时要增加眨眼的次数，减少眼干涩。

○ 注意闭目休息

　　家长要引导孩子在电脑程序运行期间或感到视疲劳的时候，养成用手掌蒙住眼睛休息的习惯，并想象大海、蓝天、草地等景象。家长也可引导孩子把注意力移向远方的目标，让眼睛进行远近的调节运动，使眼睛放松，恢复清晰的视力。

　　一般情况下，成人使用电脑40分钟后要闭目休息5分钟，再远眺2分钟，反复两次。孩子使用电脑20分钟，就应该让眼睛休息一次。

　　在日常生活中，家长应尽量让孩子少在电脑上玩刺激性强的、频繁闪动的游戏，也不要让孩子刚做完作业就使用电脑，因为在眼睛已经很疲劳的情况下再使用电脑，很容易导致近视加重。

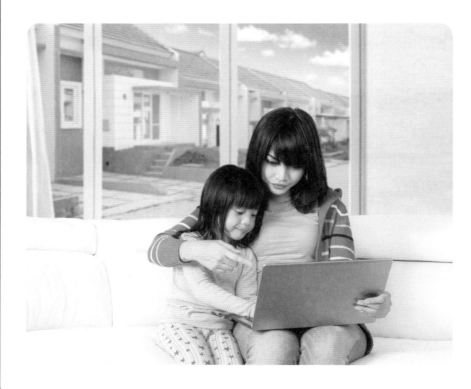

看电视时要注意什么

很多孩子都是因为在看电视的时候没有养成良好的习惯，才出现了散光、近视等问题，这让家长烦恼不已。那么，孩子在看电视的时候需要注意些什么问题？

○ 不可时间过长

孩子正处于身心迅速发展的时期，天天长时间看电视，很容易影响身心健康发展，影响学习等其他活动的正常进行。学龄前儿童每天看电视的时间最好控制在40分钟之内。

○ 不可距离过近

学龄前儿童看电视总喜欢往前面坐。孩子的眼睛在这样长时间的屏幕发出的强光刺激下，不仅会出现视觉敏锐度与适应性的降低，而且会出现眼睫状肌调节功能的降低。一般来说，看电视时，家长把孩子的座位安放在距离电视机2.5~4米处为宜。

○ 不可音量过高

长时间较高音量的刺激，不仅会使孩子听觉的感受性降低，使其形成不良的听觉习惯，而且会降低孩子视觉的感受性。相反，设置相对小的音量，对孩子的听力、视力、注意力等发展均有很好的促进作用。

○ 不可光线过暗

看电视时，室内光线过暗会影响孩子视觉功能的发展，也很容易导致近视。晚上和孩子一起看电视时，家长不要把照明灯都关闭，在电视机旁边放置一盏小灯，可起到保护视力的作用。

○ 不可坐姿不正

孩子看电视时，坐姿不正，如靠在被子上、躺在父母怀里等，都容易使孩子未定型的脊柱发生变形与弯曲等，从而养成不良的坐姿习惯。

○ 不可边吃边看

孩子边看电视边吃饭或糖果、葵花子等零食，会使嘴里的食物咀嚼不够，加重消化负担，影响消化功能。长期如此，孩子还容易养成吃零食的不良习惯。

○ 不可饭后即看

饭后立马看电视，容易使孩子的大脑兴奋中心转移，注意力高度集中于电视内容，造成消化液分泌的停滞与食物的沉积现象，影响肠胃的消化。饭后，让孩子稍微活动一会儿后，再看电视为宜。

○ 不可躺着看

有些人喜欢躺在床上或沙发上看电视，觉得这样看电视舒适又省劲，他们的孩子也跟着学，躺着看电视。其实，躺着看电视害处是很多的。因为躺着看电视时，不但要仰着头，侧着身，而且要歪着脖子和偏转眼睛。

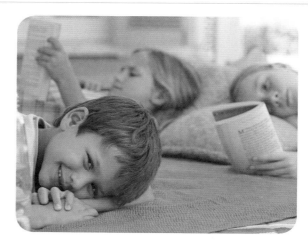

四季护眼 有重点

一年四季，天气状况不同，护眼也需应时。

春季护眼

春季护眼需注意：防感染、防过敏、防日晒。

防感染：早春是红眼病的高发时节。预防红眼病，一是尽量避免用手揉搓眼睛；二是不与他人共用毛巾、脸盆，少到或不去公共浴池、泳池等场所。

防过敏：如果孩子的眼睛春季有眼痒、结膜充血等症状，家长就需要带孩子到正规医院做相应的检查。

防日晒：随着天气的转暖，阳光也越来越强烈，紫外线会对眼睛造成角膜或视网膜损害及白内障等。这时需要让孩子使用质量可靠的太阳镜防晒，注意质量低劣的太阳镜对眼睛有害无益。

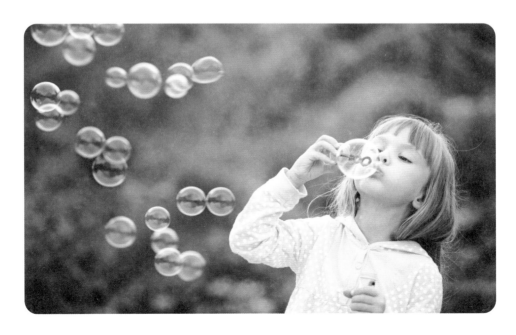

春季要多食用能够保护眼睛和改善视力的食物：

富含维生素 A 的食物： 各种动物肝脏、鱼肝油、禽蛋等，胡萝卜、菠菜、苋菜、苜蓿、红心甜薯、南瓜、青辣椒等。

富含维生素 C 的食物： 柿子椒、西红柿、柠檬、猕猴桃、山楂等新鲜蔬菜和水果。

春天应避免进食高温、辛辣、大补类食物。需要长时间用眼的人群可多进食养肝护肝、滋补肝肾的食物。另外，用菊花和枸杞泡水喝能清肝明目。

夏季护眼

入夏后气温节节攀升，紫外线更为强烈，孩子平时除了要注意防暑降温外，还要注意保护眼睛。

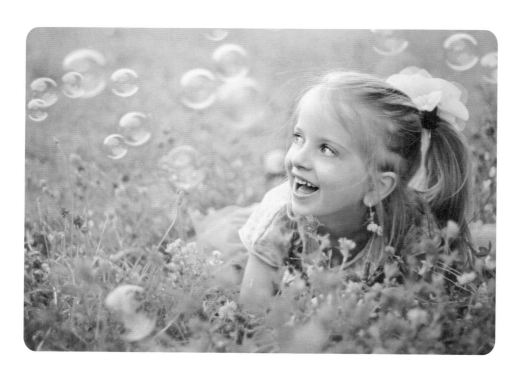

○ 注意眼部卫生

随着气温升高，细菌繁殖速度变快，新陈代谢旺盛的孩子出汗增多，稍一疏忽，眼睛就很容易受到感染。而且，在炎热的夏季，很多家长会带孩子去泳池游泳，如果泳池水不干净，则容易引发眼部问题。因此，游泳时要选择水质好、卫生条件好的泳池，游泳后要及时用干净水冲洗脸部和眼睛。在日常生活中，家长经常给孩子讲述一些眼部卫生方面的知识，如不要用手乱揉眼睛、常洗手、少用或不用眼药水等。

○ 不可长时间盯着屏幕

孩子在夏季更愿意待在室内，所以与电子产品为伴的时间也会有所增加。长时间注视屏幕，不仅容易引起眼睛的疲劳、干涩，而且会影响视力健康。当孩子盯着屏幕超过20分钟时，家长应提醒其休息。

○ 避免阳光对眼睛的伤害

夏季外出时，家长要给孩子戴上防紫外线的太阳镜，以防较多的太阳光射进眼内。持续的强光刺激有可能对视网膜造成损伤，并引发各类眼疾。而孩子的视力还没完全发育，更容易被强光伤害，引发眼部问题。

配镜以浅色为宜，如茶色、淡绿色等有益眼睛的颜色。没有防紫外线功能的深色镜片会创造出光线较暗的环境，使瞳孔不收缩反而放大，这会让更多的紫外线进入眼睛，对眼睛的伤害比不戴太阳镜时更大。因此，家长在买太阳镜时，一定要留意太阳镜防紫外线的能力。

○ 警惕眼睛患"空调病"——眼干燥症

每年夏季是眼干燥症发病的高峰，空调和电脑是其主要诱因之一，患者容易出现眼睛干涩、发红、怕光，看东西伴有刺痛感等，所以大家要常用热毛巾敷眼，常做眼保健操，多吃护眼食物，工作时多眨眼。如果孩子的眼干涩、灼痛超过两天，家长应及时带孩子去医院做检查。暑假时期，家长应当合理安排孩子玩电脑、看电视的时间，助其养成良好的用眼习惯。

秋季护眼

随着秋天的到来，孩子发生眼病的概率也会大幅度上升。这是由于秋季相对干、冷，很容易滋生各种病菌。当孩子用手揉眼睛或者在学校互用毛巾时，就可能出现眼部的感染。

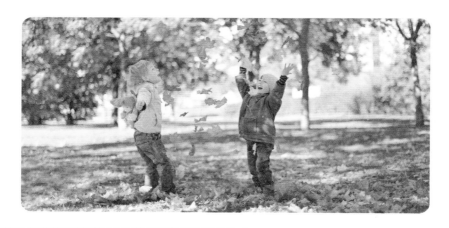

秋季，孩子角膜、结膜都很容易发生感染

角膜。角膜因为在眼睛的最外边而非常容易受伤，如孩子不小心用手碰到它、异物进入眼睛等。如果是轻微碰触或极小的飞虫飞入，可能仅仅会造成眼睛的不适；如果碰触比较剧烈或尖刺类的异物进入则可能会导致角膜损伤，甚至失明。加上这层透明膜上没有血管，代谢也比较慢，所以当接触到各种病菌时就很容易出现感染。

当角膜发炎时，孩子通常会出现眼部疼痛、流泪等情况，若炎症比较轻，一般不会出现充血；当炎症加重时，则会出现眼球部位充血，整个眼睛甚至会出现肿胀的情况。

结膜。结膜容易出现炎症，原因有二：一是因为结膜面积比较大，受到感染的概率也比较大；二是因为结膜上面有较多的血管，较容易受到病菌、粉尘和各种刺激气味的影响。当此部位出现炎症时，孩子眼部通常会有较多的眼屎，而且眼部会有较为明显的充血现象，同时会伴随怕光、不停地流泪等问题。

在秋季，这两种眼部问题在孩子身上出现的概率还是比较高的，家长应教会孩子预防此类眼部疾病的方法。

○ 注意个人卫生

无论在家中还是在学校，孩子都应该勤洗手。孩子的毛巾尽量每天清洗一次，并在太阳下晾干。孩子在学校时也要避免与他人共用一条毛巾。另外，家长还应培养孩子时刻保护眼睛的意识，避免其在与同学打闹时伤到自己和对方的眼睛。

○ 不过度用眼

从中医角度来分析，秋季是养肝的季节，这是因为秋季气候比较干，容易诱发肝火。肝火大了，眼睛就会出现"上火"症状，如眼睛疼、红肿、干痒等。所以秋季滋补肝脏也是在保护眼睛，而适度地少用眼睛就是在"护肝"。因此家长应尽量控制孩子每天的用眼时间，尤其是少玩电子产品。

○ 避免揉搓眼部

有些孩子喜欢啃咬手指、挖鼻孔、揉眼睛，这些都是有损孩子健康的行为，尤其是用手揉眼睛。因为孩子喜欢到处乱摸，手上会沾染不少"脏东西"，再揉眼，就容易让敏感的眼睛"遭殃"，出现感染。所以，家长需要协助孩子改掉揉眼睛的不良习惯。

冬季护眼

　　冬季室外比较寒冷，孩子的户外活动减少，更多是在温暖、封闭的室内看书、看电视、玩手机或是平板……无论是暖气还是空调，都会让本来湿度就不高的室内环境变得更加干燥，这样的环境无疑会加速泪液的蒸发，造成眼睛干涩等不适症状。另外，无节制地看电视、玩游戏，使眼部肌肉持续收缩，会导致视疲劳。儿童长时间使用电子产品，可能会因视疲劳引起假性近视，进一步发展成为真近视；频繁使用电子产品还可能造成近视发病年龄的前移和近视程度的加深。

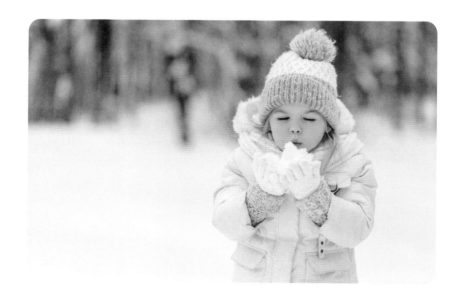

　　那么，冬季应该怎样保护眼睛？

○ 不要过度用眼

　　孩子不要长时间对着电脑、电视、书本等，每隔20~30分钟就要站起来活动，向窗外的远处眺望或者闭目养神几分钟，让眼睛得到短暂的休息。早晨时，家长可以带孩子到空气清新的地方，让他自然站立，两眼先平视远处的一个目标，再慢慢将视线收回，到距眼睛35厘米的距离时，再将视线由近而远转移到原来的目标上。这样反复数次，然后进行深呼吸运动，对调节视力很有好处。

○ 保持膳食平衡，合理饮食

孩子平时多吃些粗粮、杂粮、新鲜蔬菜、豆类、水果等维生素、蛋白质和膳食纤维含量丰富的食物，以及对眼睛有保健功能的食物，如芝麻、胡萝卜等。

○ 积极护理冬季可能出现的眼部症状

溢泪：眼睛受到冷空气刺激后，可反射性地出现眼泪分泌增多的情况，但泪小点遇冷收缩，又使本身较细的泪小管不能把过多的泪液马上排出去，便出现了迎风流泪的情况。风沙中夹带的异物也很容易进入眼内，导致流泪不适。因此，孩子要避免风沙天气外出，一定要外出时，可戴好防风眼镜，防止眼睛受到冷空气刺激或异物落入眼内。

眼睑皮炎：儿童皮肤尤其是眼部皮肤非常薄，受户外冷空气刺激容易导致过敏，出现眼部皮肤发红。严重的小朋友皮肤表面还会出现皮屑，以及由于搔抓导致的糜烂和结痂。

因此，孩子在外出前须涂抹润肤露，注意给皮肤保湿，以减少冷空气对皮肤造成的刺激。局部皮肤有炎症的孩子要保持清洁，注意用眼卫生，避免吃辛辣刺激性食物。

雪盲：寒冷的冬天，北方的孩子可选择丰富多彩的冰上运动项目，如滑雪、驾雪橇、雪地跋涉等，但雪地反射的紫外线会造成角膜上皮损伤，让孩子出现眼睑红肿、结膜充血水肿、畏光、流泪、疼痛，甚至视物模糊，这种情况就是我们常说的"雪盲"。

如果长时间在雪地活动，孩子需戴上防紫外线的护目镜。发病后的孩子可以用毛巾冷敷缓解疼痛，再使用相应药物促进角膜上皮修复。对于疼痛难忍的孩子，家长应尽快带其就医，接受治疗。

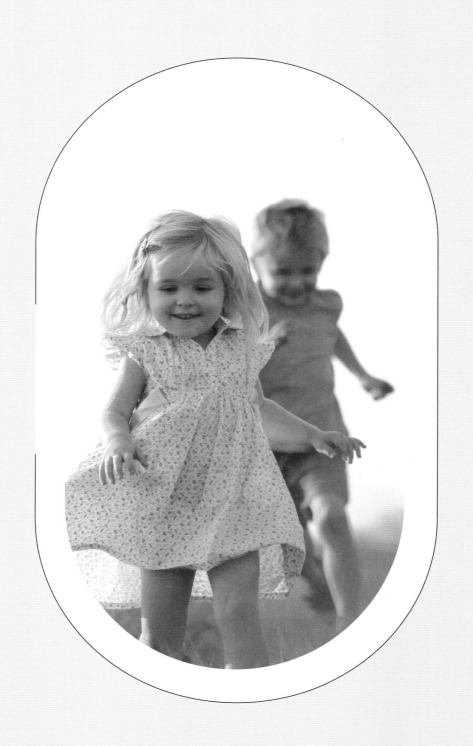

PART 4

运动 + 游戏，
提高孩子视力

　　适当户外运动不仅可以改善孩子的健康状况，而且对孩子近视的防控起着非常关键的作用。日间活动不仅能够预防近视，而且能够起到控制近视加深的作用。

常做 眼保健操 保护视力

研究表明，眼保健操是根据我国医学推拿、经络理论，结合体育医疗综合而成的按摩法。它通过对眼部周围穴位的按摩，通畅眼内气血，改善神经营养，以达到消除睫状肌紧张或痉挛的目的。实践表明，眼保健操同用眼卫生结合，可以起到保护视力、防控近视的作用。

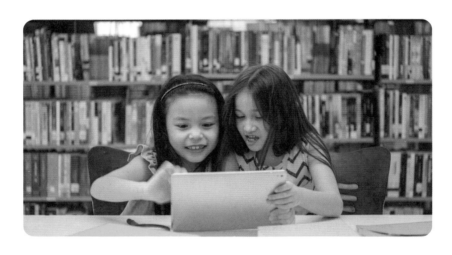

通用版眼保健操

眼保健操需要经常做，做到动作准确，并持之以恒，一般每天可做两次，上午、下午各一次。眼保健操经过简化有以下四节。

第一节 揉天应穴

以左右大拇指螺纹面按左右眉头下面的上眶角处，其他四指散开弯曲如弓状，支在前额上。按揉面不要太大。

第二节 挤按睛明穴

用左手或右手大拇指按压鼻根部，先向下按，然后向上挤。

第三节 按揉四白穴

先左右食指与中指并拢，放在鼻翼两侧，大拇指支撑在下颚骨凹陷处，然后放下中指，在面颊中央按揉。注意穴位不需移动，按揉面不要太大。

第四节 按太阳穴、轮刮眼眶

拳起四指，以左右大拇指螺纹面按住太阳穴，以左右食指第二节内侧面轮刮眼眶，上侧从眉头开始，到眉梢为止，下侧从内眼角至外眼角，先上后下，轮刮上下一圈。

眼保健操总要领

指甲短，手洁净。遵要求，神入静。穴位准，手法正。力适度，酸胀疼。合拍节，不乱行。前四节，闭眼睛。后两节，双目睁。眼红肿，操暂停。脸生疖，禁忌证。做眼操，贵在恒。走形式，难见功。

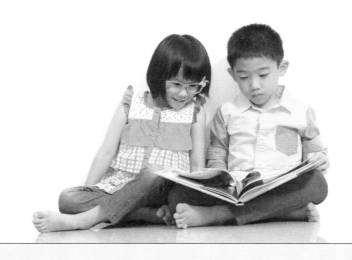

中医版眼保健操

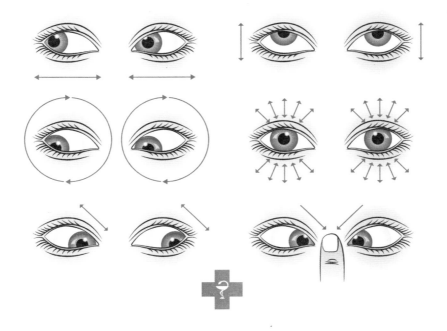

中医眼部按摩一：捂眼

先闭紧双眼数到8，再放松双眼数到8，多次重复进行。然后睁大眼睛，保持8秒，重复3次。闭上眼睛，手掌半握扣在眼睛上，注意不要碰到眼球，通过想象黑暗放松眼睛。

中医眼部按摩二：让眼睛转转圈

身体坐直，眼睛平视前方，保持头部不动。右臂向右侧完全伸直，抬至肩膀高度，保持绷直并完全伸展，朝头中部呈弧形移动，同时摆动食指，抬头双眼跟着食指移动，让眼球先滚动到最右边，再向上到眼窝最上方，接着到最左边，最后到眼窝的底部。然后用左手重复动作，让眼球沿相反的方向滚动。眼球在每一位置停留1秒，开始时转动6次，逐渐增加到10~12次。转动次数多的时候，眼睛容易有些发酸，但是结束后会很舒服。

中医眼部按摩三：眼睛直视

身体坐直，保持头部不动。右臂向前尽力伸展，手心向上，食指伸出并向上直立，然后移动小臂让手指指向鼻子，双眼跟着食指移动，当食指接触到鼻子，手臂和手指再慢慢回到开始位置，眼睛跟着恢复原位。开始时每天做6次，逐渐增加到每天做10~12次。

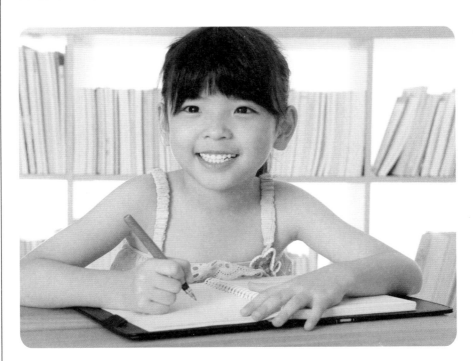

加强体育锻炼，预防视力下降

户外光照能降低近视发病率

研究发现，参加户外活动是防控近视的重要措施。家长要尽可能让孩子坚持每天户外活动2小时，至少也要守住每天户外活动1小时的底线。因为户外和室内的光线差别很大，太阳光的光照强度比室内光照强度高数倍，一方面，高强度光照可使瞳孔缩小、景深加深、模糊减少，从而能够抑制近视；另一方面，多接触阳光，可促使孩子身体分泌多巴胺，让眼球壁的巩膜纤维硬度变大，防止眼轴过度变长，从而有效地抑制近视的发展。如果学习比较紧张，孩子没有大段的时间参加户外活动，也应该充分利用课间10分钟和上学、放学途中，让自己充分暴露在阳光下，确保每天户外活动累计超过1小时。

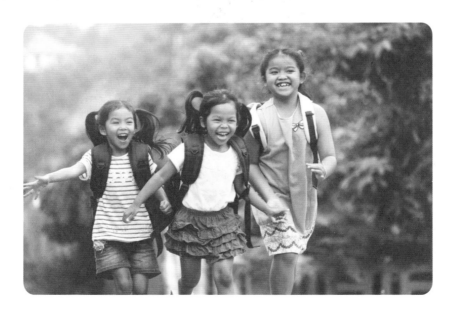

户外活动的关键不在于"活动"，而在于"户外"。置身于光照强且可远距离观看的环境中，就能缓解眼睛疲劳，哪怕坐着不动，也对眼睛健康很有帮助。

需要注意的是，坐在一辆行驶在户外的汽车上，或者在室内泳池游泳，并不属于此处讲的户外活动。

参加户外活动时，家长还要为孩子处理好紫外线照射的问题。很多人会想到使用防紫外线的太阳镜来保护眼睛，那么该如何选择防紫外线的太阳镜呢？

太阳镜行业的检测指标

防晒：可防紫外线的太阳镜包装上有"UV400"或"UV100%"的标识。

清晰：透光率在8%~18%的太阳镜，既能遮挡紫外线，又能保持良好清晰度。

舒适：太阳镜要轻，方便调节和固定。

安全：镜片不易碎，镜架柔软，材质安全，不易变形，零件少，不怕孩子误食。

放风筝缓解视疲劳

放风筝可吸引孩子一直盯着远方的风筝。这种向上看远处某一定点的活动，可以使睫状肌得到放松、休息，从而缓解视疲劳，是很好的眼球调节运动，是预防近视的有益活动。

放风筝的注意事项

①不要选择在电线、大树、铁路附近放风筝。空旷的地方更安全，也更利于风筝起飞和飞行。

②风筝不宜放得过高。过高的风筝难以控制，也可能出现断线的情况。

③选择晴朗明媚的天气，避免雷雨天气，以防出现雷击隐患。

④选择小型风筝，避免出现风大拖拉儿童等情况的发生。

⑤使用棉质风筝线，且须有家长在旁边看护。

踢毽子可以提高身体的协调性

踢毽子是一种能够放松全身心的运动，能够对呼吸系统、血液循环系统等起到促进作用。具体来讲，它不仅能够提高心肺功能，而且能够有效地促进食物消化和新陈代谢。

此外，踢毽子还可以提高身体的协调性。从把毽子踢起来到准确接住的过程需要我们动作迅速、反应灵敏。想要达到这个效果必须大脑、眼睛、四肢等密切配合，缺一不可。所以说，踢毽子能够有效地锻炼大脑、提高身体的协调性。

登山让眼睛获得更多绿色的洗礼

研究表明，绿色是一种能够给眼睛带来舒缓效果的颜色。钢筋水泥筑成的城市使绿色变得弥足珍贵。在登山过程中，眼睛时而需要注意脚下，时而可以欣赏远处的景色，有助于消除眼部肌肉的疲劳。登山作为一项全身有氧运动，可以让我们在锻炼身体的同时将周围的美景尽收眼底，在"一览众山小"的成就感中，获得更多绿色的洗礼。登山运动还可以让我们充分接触阳光，对防控近视有一定

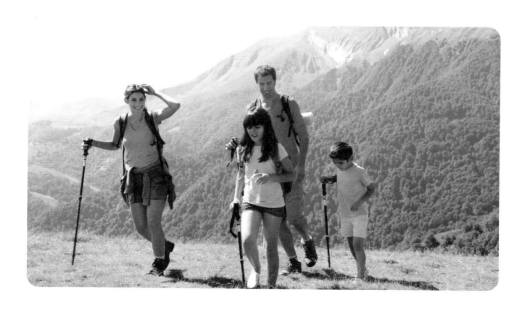

的积极作用。值得注意的是，外出运动须注意防暑、防晒、降温，还要做好眼睛防护。

课间操消除眼睛疲劳

坚持做课间操，有助于消除学习中产生的疲劳，保护视力，并提高心肺功能，增强免疫力。另外，较多的室外体育活动，也利于缓解孩子的学习压力，有益身心健康。

球类运动给眼睛做训练

室内室外的球类运动，如羽毛球、乒乓球、足球、篮球和棒球等，可以使视线随着球来回移动，就像给眼睛做训练体操。所以，参加球类运动是一种简单有效的方法。

○ 羽毛球

来回飞动的羽毛球调动睫状肌不断收缩和舒张，有助于缓解已经形成的视疲劳，强化眼部肌肉功能。孩子可以通过打羽毛球提高心肺功能，因为这项运动对体力消耗很大，会让心跳更加有力，肺活量更大。

一般来说，孩子学打羽毛球最好在5~6岁，发展业余兴趣爱好最好在8岁以后，因为羽毛球对体力要求较高，太早打球，容易使孩子身体受伤。

○ 乒乓球

乒乓球的作用原理与羽毛球比较相似。由于乒乓球的来回速度明显快于羽毛球，所以对睫状肌来说，乒乓球算得上是一种比羽毛球运动量大的锻炼项目。一般来讲，孩子近视是因为眼睛长时间盯着近处的事物，使睫状肌也一直保持在同一个状态，导致眼部肌肉的调节能力下降。打乒乓球会很好地解决这个问题。因为打乒乓球，需要孩子的双眼紧紧地盯着乒乓球，而这种忽远忽近、旋转多变的快速球会使眼球不断地转动，眼部的血液循环加速，同时能提高眼部肌肉活动能力。

另外，乒乓球是一项技巧性较强的运动，需要全身各部位的协调配合，可极大改善孩子的体质，增强其心肺功能，并完善其不均衡的体型。豆芽菜体型的瘦弱孩子通过三四个月的乒乓球训练，心肌力量会变强，感冒和肺炎发生次数会减少，体重会增加。偏胖的孩子则可以通过此训练减去肚腩。

一般来说，以健身、促进身体发育、培养特长为目的的乒乓球训练，适合在6~8岁的孩子中进行。

○ 足球

由于场地比较宽阔，在足球运动过程中，孩子的眼睛几乎都处于看远处的状态，对于缓解眼部肌肉疲劳有着不错的效果。随着足球或者球员的移动，孩子的眼部肌肉也可以进行有效调节，改善功能。此外，对于因脾胃功能不好而厌食挑食的孩子来说，踢足球有助于加速新陈代谢，能够起到强健脾胃、提振食欲的作用。踢足球还可以加速气血流通，这不仅能加强孩子的心肺功能，还能促进孩子

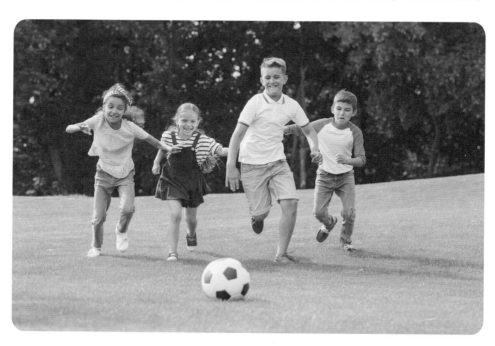

身体骨骼的生长发育。

7~9岁的孩子在不影响学习的情况下可以多玩足球，但强调体能与技术的足球训练等孩子长大后再开始比较合适。

○ 篮球

篮球运动作为一项综合球类项目，能够充分锻炼孩子身体的各个部位，全面有效地提高身体素质，促进骨骼发育成长，长期锻炼还有增高的效果。

孩子学篮球的最佳年龄是6~16岁，6~10岁时适合学一些基本功，11~13岁则是孩子开始学习技术的阶段。

○ 棒球

棒球运动能够较好地锻炼人的定力、眼力和四肢的协调能力，并且对于孩子来说，长期坚持，可以起到增强身体免疫力的作用。

对孩子来说，棒球运动所起到的作用绝不仅仅只有锻炼身体，还能让经常打棒球的孩子在游戏和运动的过程中意识到学会面对困难是应该持有的态度，培养孩子解决各种问题的能力和毅力，这对孩子将来的成长是非常有帮助的。

孩子到了4~5岁就基本拥有把球往墙壁上或屏障上丢，再把弹回来的球接住的能力。把墙壁或屏障当作对手来投球、接球，是当捕手的基础练习，可以培养准确控球、投球的能力。

弹跳运动协调眼肌

弹跳运动也能改善视力，因为人在弹跳时，全身器官都进入运动状态，两眼的数条眼肌需要进行协调配合，使物像清晰地呈现在视网膜上，从而保证身体上升下落时的平衡姿态。若长期坚持，视力就有可能得到改善。

高度近视避免剧烈运动

一般认为，近视屈光度大于6.00D的就是高度近视，而高度近视是导致失明的主要原因之一。孩子如果已经属于高度近视，还能参加运动吗？

高度近视分为生理性近视和病理性近视。患有病理性近视的孩子一定要定期到医院进行相关的眼部检查，除了检查屈光度，还要检测眼轴变化及眼底的健康状况，如视网膜是不是发生变性、有没有脱落。如果视网膜出现异常，孩子需要通过一些医疗方法接受预防性的治疗，将视网膜固定好，避免发生脱落或者后续更为严重的问题。同时，在日常生活中，患有病理性近视的孩子也要注意，不能用力拎起重物，因为用力容易引起视网膜脱落；不要参加剧烈运动，如跳水等有撞击的运动等。

对于患有高度近视的孩子，家长应培养其在晨起后做简单自检的习惯：遮住一只眼睛，用另一只眼睛向四面八方看，以确定能看清各个方向上的事物；换另外一只眼睛做同样的动作。如果孩子出现异常，家长应带孩子及时就医。

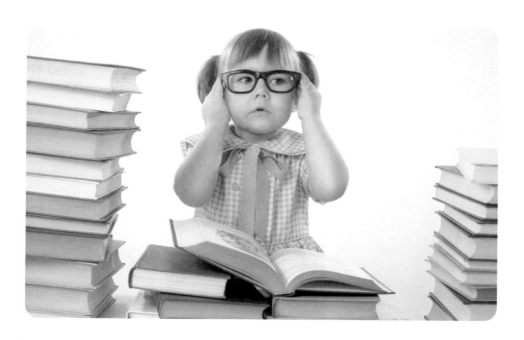

眼球运动游戏，让双眼更有神

眼球运动游戏，需要家长引导孩子完成。

左右转动

具体操作：面部沉静而自然放松，嘴要微闭，双目平视正前方。随即双目向左看，顺势双目由左向右看。如此不停地重复、连续练习。

①练习时，要先从慢动作开始，再逐渐把动作加快。

②双目要灵活地左右转动，像穿梭一样，左右平扫，眼帘不能下垂，头不准动。

③初练时，孩子由于眼睛的快速转动会出现头昏的感觉，这是眼球的韧带疲劳所致。不必紧张，休息一下就会恢复。

上下转动

具体操作：与左右转动同。双目先向上看，顺势眼帘稍下垂，双目由上往下看。如此不停地重复、连续练习。

①练习时，要先从慢动作开始，再逐渐把动作加快。

②双目向上看时不要挑眉毛，向下看时不要撇嘴角，头不准动。

③练习时，可以尝试把眼睛当成刷子，在墙上自上而下、自下而上地来回直刷。

环动

具体操作：与左右转动同。双目自左向上、向右、向下、向左做圆圈转动。如此不停地重复、连续练习。

①练习时，要先从慢动作开始，再逐渐把动作加快。

②如果对眼睛的转动状况不满意，孩子可用自己的食指在眼前做绕圈的动作，以此引导双目的环动。注意，要左右练习。

③练习时，面部要放松，嘴角不要使劲，以免形成眼动嘴也动的肌肉记忆。

定神

具体操作：与左右转动同。双目注视前方的某一目标，将眼神定住。

①练习时，眼睛要定在一个目标点上，目光集中不能散。不许眨眼皮、动眼珠。

②初练时，双目定不了几秒就会感到酸痛以至于流泪，可稍休息一会儿再进行练习。

③起初不要强求双目定神的时间，随着练习逐渐加长就好。

④定神不能与对眼混淆。

近看

具体操作：与左右转动同。头部稍微向下垂，将眼神定住，看近处的某一目标。

①眼帘不要下垂，不许眨眼皮。

②近看的目标距自身1~2米，眼睛向下看，这样距离就拉近了。

远望

具体操作：与左右转动同。头部稍昂，双目尽量看向远方的某一目标。

①头部稍昂，眼神要集中，不能分散。

②在远望的同时，也要调动起双耳的功能。

③嘴角放松，不能使劲。

对眼

具体操作：与左右转动同。右目向左、左目向右平扫向里看。

①初练时，孩子可将自己的食指放于距眉宇间10厘米左右的位置，双目用力看着面前的食指，当感到眼前的食指好像"变成"两个的时候，对眼练习就成功了。

②练习时间不能过长。

眼睛过山车

具体操作：孩子挺直站立，头保持不动；家长站在孩子的对面，伸出一根手指或拿出一支笔，让孩子的双目紧跟手指或笔。

①家长可以随意变动手指或笔的位置。

②手指或笔的变动位置的范围要尽量大，让孩子的眼睛可以全方位活动，包括转圈活动。

远方凝视

　　具体操作：集中精力、全神贯注地凝视10 米以外的草地或绿树25秒，辨认草叶或树叶的轮廓；把一个手掌放置在略高于眼睛且距离眼睛前方30 厘米的地方，仔细观察掌纹，大约5秒；再凝视远方的草地或绿树25 秒；再仔细观察掌纹，大约5秒。如此重复练习20 次，一天做三回。

　　①不要眯眼，也不要总眨眼。

　　②视力下降的厉害的孩子，要增加训练次数。

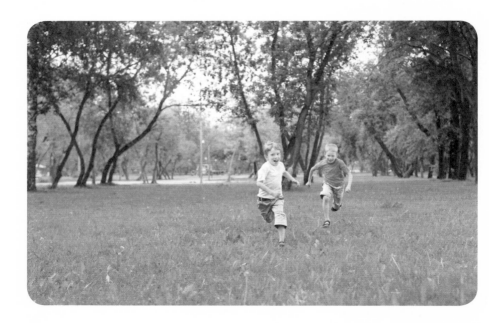

健眼操，预防近视效果好

熨眼法

这个方法有利于放松睫状肌，恢复其调节功能，缓解视疲劳，从而提高视力。具体操作如下：

①全身放松，闭上双眼；

②快速摩擦两掌，使之生热，迅速捂住双眼；

③热散后两掌猛然拿开，双眼也同时用劲一睁，如此重复练习3~5次。

乒乓球护眼法

这是一个简单、好玩的小游戏，可以让睫状肌得到锻炼，预防近视的效果很好。具体操作如下：

①将乒乓球用线拴住，并悬挂起来；

②给孩子一只乒乓球拍用来打球，家长和孩子一起打会更有趣；

③每天玩一会儿，可在持续用眼后进行。

眼球韵律操

每天和孩子做一遍眼球韵律操，能够很好地呵护孩子的眼睛，促进其视力发育。具体操作如下：

① 家长站在孩子对面，双臂向前伸直，双手拇指立起，要保证拇指与孩子的眼睛在同一高度；

②家长按照上—下—右—右上—右下的顺序大幅度移动右臂，让孩子在保持头部不动的情况下只活动眼球追视自己的拇指，左侧亦然；

③家长的右臂缓慢地伸向孩子再缓慢地收回，重复10次这样的动作，让孩子

的眼球追视家长的拇指，左侧亦然。

为了增加孩子的兴趣，家长可以用孩子喜欢的玩具替代拇指，也可以鼓励大一点的孩子独立完成上面的操作。

眼球瑜伽操

锻炼睫状肌可以预防近视和延缓近视的发展。这是一套锻炼睫状肌的眼操。具体操作如下：

①近距离盯着自己的掌纹，看7~10秒；

②转移目光到远处的东西，看7~8秒；

③10次为一组，每天做两组。

为了增加孩子的兴趣，家长可以借用孩子喜欢的玩具来和孩子完成这套眼球瑜伽操，也可以鼓励大一点的孩子独立完成上面的操作。

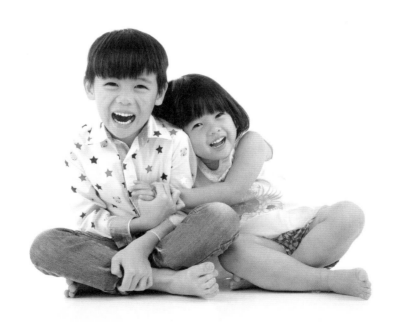

色彩游戏，刺激孩子的视觉神经

眼睛能够分辨不同的颜色。让孩子学会认识色彩、分辨色彩，在色彩游戏中，感受五颜六色的世界。

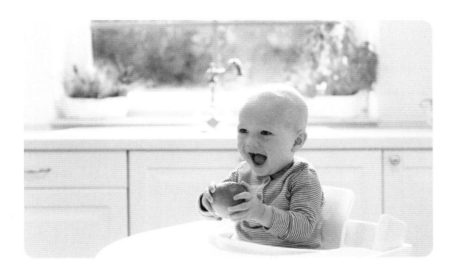

黑白卡训练

黑白卡训练对孩子的视觉发展也是有一定好处的。一般来说，眼睛的发育过程分为四个阶段：黑白视觉期、黑白向彩色过渡视觉期、彩色视觉期、立体视觉期。0~6个月的宝宝是处于黑白视觉期的，他们的视力由看东西很模糊逐渐发展为能看清周围事物的轮廓，且可以分辨彩色和非彩色。不过，在这个时期，周围的大部分事物在他们看来还是黑白色的。

所以，家长这时最好经常给宝宝看黑白卡，训练他们的双眼聚焦能力、分辨物体轮廓的能力和视觉精辨力等，从而激发孩子的视觉认知。此外，黑白片训练，也能增强宝宝观察物体的注意力。

刚开始的时候，家长可以让宝宝看些靶心圆类的图案。因为在看靶心圆类图案的时候，宝宝首先会看到一个整体，然后双眼会慢慢地聚焦到中间的黑色圆点上，而且这个过程有点像宝宝平常看到妈妈乳房的过程，可以让宝宝产生满满的安全感。

接着，让宝宝尝试观看最基本的几何图形，尤其是方格数比较多的图形，因为方格数越多，对宝宝视觉神经的刺激就越强，从而可以更顺利地激发宝宝的视觉认知。

然后，可以给宝宝看一些他们比较熟悉的实物图片，如奶瓶图片、小手和小脚丫图片等，这些图片是宝宝在日常生活中见过的，可以让宝宝感到很亲切，也能够很快引起宝宝的注意力。

之后，给宝宝看一些动物类、果蔬类的图片，让他们拥有对世界的初步感知。例如给宝宝看些画有斑马的图片，因为斑马的轮廓图是具有细节特点的。

6个月左右时，宝宝对颜色有了一定的分辨能力，家长可以给他们看些色彩比较强的图片，帮助孩子增强色彩感。

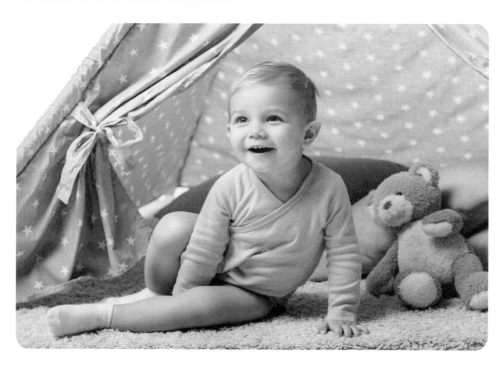

红绿快速认知

把色彩信息与动作行为进行联系的训练，可以培养孩子的思维敏捷性。家长准备红色、绿色的颜色牌，然后给孩子一辆小车，让孩子看见绿色的颜色牌就开车，看见红色的颜色牌就停下来。也可以让孩子拿颜色牌，家长来开车，这样更容易让孩子理解游戏规则。

带孩子出门时，家长可以借助十字路口的红绿灯来加强此训练，同时也能培养孩子的安全意识。家长要告诉孩子，红绿灯是用来指挥交通的：红灯亮的时候，汽车和行人都不能动，否则会出交通事故；绿灯亮的时候，汽车和行人才能移动。家长也可以教孩子唱儿歌："马路上，汽车多，红灯绿灯管交通。红灯亮，汽车停，绿灯点亮汽车行。"

找颜色

家长仿照彩色图提前画好树叶、小草、太阳、帽子等事物的轮廓图，每展示一幅图，就让孩子说出图片所示事物应有的颜色。之后，让孩子对照彩色图，自行判断刚才说出的颜色是否准确。

2岁以后的孩子对常见事物是比较熟悉的，但对常见事物的回忆可能会出现一些盲区，色彩就可能是其中之一。家长还可以买一些涂色的图书，让孩子自己根据记忆涂上颜色。如果孩子所涂的颜色与事实不符，只要符合孩子的认知系统，家长也不要强行否定孩子。

分水果

家长提前准备一个红色小桶和一个黄色水果筐，让孩子把水果分类放置，把红色的水果放到红色小桶里，黄色的水果放在黄色水果筐里。

此游戏可以提高孩子按色分类的能力，但需要家长注意的是，颜色是一一对应的，如果孩子能正确分辨颜色，就可以直接要求他们进行分类；如果孩子还不清楚怎么分辨颜色，就可以让孩子把水果放到和水果"一样颜色"的容器里。

阳光浴眼游戏，
提高孩子的视力

眼睛需要阳光，视神经细胞在光的照射下才能发育。只有在光线的刺激下，眼睛才能发挥看东西的功能。家长要让孩子适度地接受阳光的照射，温暖的阳光既可以放松眼部肌肉，激活视神经细胞，又可以让孩子得到成长过程中所需的维生素D。孩子晒太阳的时间不能选在中午，应尽量安排在早上10点以前、下午5点以后。在不同的季节，采取不同的措施，在确保孩子安全的前提下，让孩子的身体皮肤尽量暴露，面向太阳做阳光浴眼游戏。例如，在阳光比较强烈的夏日，孩子可在阴凉的伞下、树下、屋檐下，利用太阳的散射光做阳光浴眼游戏，每次不要超过10分钟。

阳光浴眼游戏包括晒太阳、画向日葵、做太阳杯、阳光色彩展览等。

晒太阳

2岁以下的孩子，面向太阳，闭上眼睛，舒服地坐下或躺下，脱掉或尽可能卷起长衣裤，晒10分钟太阳，每天可晒1~2次。2岁以上的孩子，可舒服地坐着或站着，晒10分钟太阳，每天可晒1~3次。这样可以保证孩子体内生成足量的维生素D，促进骨骼和大脑的发育，同时还能刺激视神经。 如果是在夏天，家长要给孩子戴上防紫外线的太阳镜，防止晒伤眼睛。

画向日葵

面向太阳，闭上眼睛，想象太阳是一个巨大的向日葵，以鼻尖为画笔画出向日葵的圆盘，慢慢地、轻轻地转动头部，画出一个个花瓣、花蕊，再涂上金黄色。

在画画的过程中，孩子被温暖的阳光照耀着，能感觉到大地的树儿、花儿、草儿正在随自己茁壮生长。我们要感谢太阳给我们带来的光明。画画的时间也应控制在10分钟以内。2岁以上的孩子就可以做画向日葵的游戏，家长可以在一旁轻声提示。

做太阳杯

家长可以引导孩子做太阳杯的游戏：让孩子的手掌弯曲成杯状用来"接"阳光，面向太阳2分钟，当孩子的手心感觉到阳光的温度时，把杯里的阳光"倒"进眼里，再用手遮盖眼睛，享受温暖的阳光。孩子可以重复以上动作，让眼睛把阳光"喝"个饱。孩子身心的快乐，会成为提高视力的能量源泉。

阳光色彩展览

人的眼睛如果盯着一件明亮的东西，如盯着一个发光的灯管，看1分钟，再闭上眼睛，眼前会出现变暗的发光灯管的形象，这就是视觉后像现象。家长在确保孩子安全的前提下，可引导孩子尝试做利用这个原理设计出的阳光色彩展览游戏。面向太阳，或站或坐，享受1分钟阳光后，再用双手遮盖眼睛，观察眼前出现的阳光颜色：眼前出现的阳光颜色渐渐变暗，从橙色到红色再到绛红色，最后变成了深黑色。再享受1分钟阳光，用双手遮盖眼睛，观察眼前阳光从橙色到红色到绛红色，最后变成深黑色的过程。

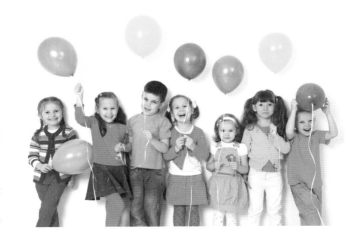

爬行游戏，让双眼看得更清晰

眼睛是由大脑支配的，左右两侧的大脑支配着眼睛的不同部位。只有两侧大脑协调地工作，眼睛才能看得更清楚。同时移动右手和左脚或左手和右脚，可以激活两侧的大脑。

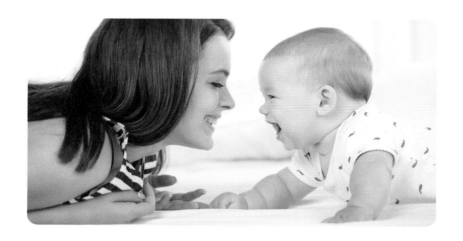

○ 爬山洞（适合 9 个月以上的宝宝）

如果家里有拱形的大件物品，可以将其放在宝宝面前，并引导宝宝从"洞口"爬过去。每成功爬进一次，家长都要对宝宝进行鼓励，并且鼓励其爬出"山洞"。家长也可以跪在地板上，制造出一个"山洞"让宝宝爬过去。

○ 追球爬

为了让宝宝多爬、多运动，家长可以为宝宝准备一个小球。滚动的球易引起宝宝的兴趣，他们会追着球爬行。

◯ 趣味寻宝

宝宝充满好奇心，喜欢到处钻。家长需要将床下或桌下打扫干净，给宝宝创造一个安全的探险环境。家长可以在床下或桌下放一些小玩具，给宝宝穿上袜子和厚实的衣裤，将宝宝放在地上，对宝宝说："里面有个好玩的东西，去找找看，是什么？"宝宝的好奇心会驱使他们寻找玩具。如果床下或桌下太黑，宝宝就会拒绝寻找玩具，这时家长可打开灯，或是将床罩、桌布向上折，使光线穿过，让宝宝隐约看到玩具的影子，激发宝宝去寻找玩具的兴趣。

◯ 障碍爬行

家长可以把宝宝喜欢的玩具放在不同位置，引导宝宝爬行。宝宝长大些后，家长还可以把难度调高，如让宝宝从桌子底下爬过，设置障碍物。

◯ 爬行比赛

如果邻居家有年龄差不多的宝宝，两家家长可以让两个宝宝认识一下。家长可有意设计比赛，鼓励两个宝宝一起爬向目标。

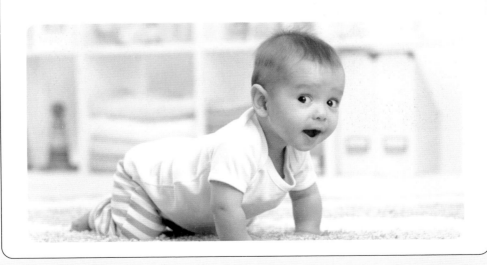

摇摆游戏，使视觉更清晰

小船摇啊摇

抱着宝宝，让他脸朝外，家长从一个方向转向另一个方向做半圆周运动，上半身始终保持挺直状态，单纯依靠脚来转动身体。当身体重量转移到右脚时，向外移动右脚脚踝，反之亦然。宝宝的眼睛能随着家长的转动观察到更多的物体。

这个游戏适合0~1岁的宝宝。家长也可以在镜子前做类似这个游戏的摇摆运动，当看到你们的影像在镜子里来回摆动时，宝宝会感觉新奇而有趣。

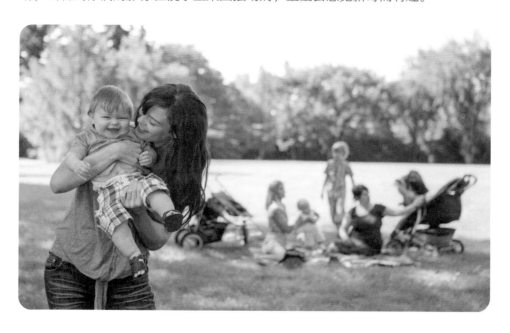

小球拍一拍

此类游戏适合1~5岁的孩子。孩子都爱玩各种各样的球。球的形状、运动的不可预测性唤起孩子极大的兴趣后，孩子的眼睛就会无意识地随球一起运动。学会玩各种球类游戏，可以使孩子的眼睛超速运动。滚球、拍球、互相抛接球，都是对眼睛有益的游戏。

神奇的鼻子画笔

此类游戏适合6~12岁的孩子。让孩子把自己的鼻子想象成一支神奇的画笔，当画近处物体时，它会自动缩短，画远处物体时，它又会自动伸长。孩子用它画他眼前的景象或想象的图画时，眼睛就会随着鼻子画笔上下左右地转动了。

彩虹缎带魔杖

此类游戏适合6~12岁的孩子。家长找一条长约2米、宽约15毫米的缎带和一根长约5厘米的木棍，将缎带绑在木棍的一端，让孩子挥动木棍在空中画"8"字或任何自己想画的图案。

这个游戏可以让孩子在欢乐中，训练大脑、眼睛和四肢的协调性。

交叉拍腿

让直立状态的孩子抬起左腿，用右手拍左腿的膝盖；抬起右腿，用左手拍右腿的膝盖。为了增加趣味性，家长可以和孩子比赛，看谁拍得又快又准确。

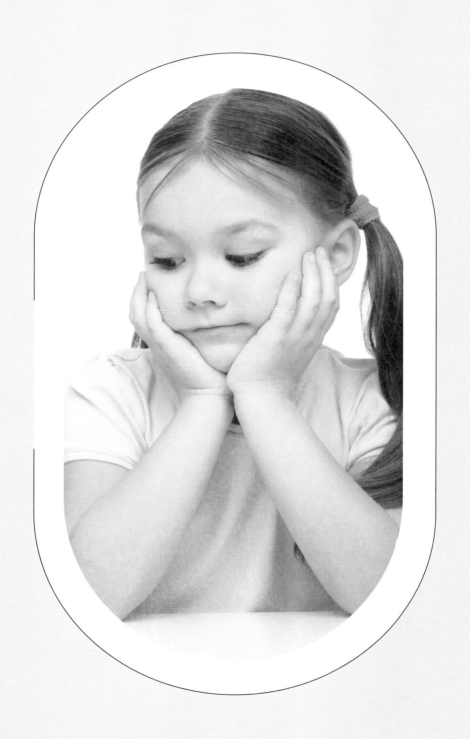

PART 5
儿童常见视力问题的改善与预防

儿童，特别是婴幼儿，往往无法用语言准确表达自己的不适，也无法配合医生进行常规的眼科检查，所以，家长及时发现孩子眼部异常极其重要。家长配合医生做出正确的诊断和引导孩子接受合理的干预治疗，利于孩子的视功能发育，而且这些视功能的改善将有益于他们的一生。

斜视

斜视是指一眼注视目标时另一眼视轴偏离目标的现象，是导致儿童视觉发育障碍的常见眼病之一，也是眼科临床常见疾病之一，患病率约为 3%。斜视除了影响美观外，还会导致弱视及双眼单视功能不同程度的丧失。早期发现并及时接受治疗可以在矫正眼位、恢复外观的基础上，促进视力发育和双眼视觉功能的建立。

斜视的诊断与分类

斜视的种类繁多，这里介绍几种常见的斜视。

○ 隐斜视

隐斜视是一种隐性的眼位偏斜，能在矫正性融合反射控制下保持双眼正位和双眼单视功能。隐斜视的病因包括调节因素、解剖因素和神经支配因素；类型包括外隐斜、内隐斜、上隐斜和旋转隐斜。

【诊断】

①患者隐斜度小，融合储备力大时，则可无任何症状。

②患者隐斜度大，融合储备力小时，常出现肌性视疲劳的症状。当遮盖一眼或仅用一眼阅读时，症状可完全消失。这些症状包括阅读稍久即头痛、眶周酸痛；改变注视点困难；出现神经反射症状，如恶心、呕吐、球结膜充血和其他神经官能症状；长时间用眼后可出现间歇性斜视。

③患者的空间定位及深径觉较差，如打球的准确性差等。

④区分内隐斜与外隐斜导致的视疲劳。前者常在双眼视线平行看远的视标，如看电影、球赛时出现，与近距离工作无关，常伴有头痛；后者常在近距离工作时出现，严重时完全不能进行近距离工作。

○ 内斜视

1.先天性内斜视

先天性内斜视也称婴幼儿型内斜视，是指在出生后 6 个月内发生的内斜视，患病率约为 1%~2%，无性别差异。

【诊断】

①在出生后 6 个月内发生的持续不能缓解的内斜视。

②斜视角为大度数的恒定性内斜视，通常大于40$^\triangle$。0~4月龄发生的间歇性内斜视、斜视角度可变的内斜视、小角度（小于 40$^\triangle$）的内斜视需密切随访，这些症状有可能在 4 月龄后消失。

③睫状肌麻痹后验光，屈光不正为1D~2D 的生理性远视。

④双眼视觉功能较差，可以交替注视，或单眼恒定内斜，后者常合并斜视性弱视。

⑤可能会合并下斜肌亢进、垂直分离性斜视、眼球震颤。部分患者会出现眼球外转困难、内转过度的现象，还会出现斜肌功能异常的情况。

2.调节性内斜视

调节性内斜视分为屈光调节性内斜视和高 AC/A 型内斜视。

（1）屈光调节性内斜视

屈光调节性内斜视十分常见，发病年龄集中在2~4岁，个别也可出现在1岁以内。

【诊断】

①患者刚发病时表现为间歇性内斜视，后逐渐发展为恒定性内斜视。

②伴有远视性屈光不正，通常为+3.00D~+6.00D。少数患者远视性屈光不正可大于+6.00D。

③发病初期斜视角度不稳定，视近斜视角度与视远斜视角度相等。

④AC/A 值正常。

⑤戴全矫的远视眼镜后眼位正位。

⑥可伴弱视，双眼视觉功能较差。

（2）高 AC/A 型内斜视

发病年龄多集中在6个月~7岁。轻度远视眼多见。视近斜视角度大于视远斜视角度10$^\triangle$。AC/A 超过 6∶1，可伴单眼弱视。

（3）部分调节性内斜视

临床常见，患者发病年龄早于屈光调节性内斜视，多在1~3岁。屈光状态以中度远视性屈光不正为主。常伴散光及屈光参差。戴镜后残余内斜视度数大于10$^\triangle$。

3.非调节性内斜视

非调节性内斜视较常见，发病年龄多集中在 1~3 岁，少数在 6~7 岁。有家族遗传倾向，与调节因素无关。内斜视角度在+20$^\triangle$~+70$^\triangle$之间。

4.非共同性内斜视

患者有外伤史或高热史，也可没有任何明确原因导致外展神经麻痹，临床表现为大度数内斜视，受累眼外转受限，严重时外转不能超过中线。患者复视，伴有代偿头位。

○ 外斜视

外斜视指双眼视轴的异常分离。双眼融合功能不能控制视轴正位，导致视轴发生偏斜；在注视一个目标的时候，一只眼看向目标，而另一只眼的视轴出现向外偏斜的情况。

1. 先天性外斜视

先天性外斜视一般是指在出生后或1岁以内发病的外斜视，临床上较少见。部分患者同时伴有眼部或全身疾病。外斜角度大且稳定，多表现为交替性、恒定性外斜视。眼球运动正常，可合并垂直分离偏斜、A-V 型外斜视或斜肌功能异常等。常有轻微屈光不正，可伴有弱视。多无正常双眼视觉功能。

2. 共同性外斜视

（1）间歇性外斜视

间歇性外斜视是一种介于外隐斜视与恒定性外斜视之间的过渡型斜视。间歇性外斜视是儿童最为常见的外斜视，患病率在各类共同性外斜视中占首位。多为幼年发病，平均发病年龄 4~5 岁。女性多发。

（2）恒定性外斜视

恒定性外斜视指融合功能不能控制双眼视轴平行、眼位始终呈外斜视的状态。患者多为大龄儿童或成人，开始可能为间歇性外斜视，随着调节与融合功能的减弱，逐渐失代偿，成为恒定性外斜视。

3. 非共同性外斜视

非共同性外斜视包括麻痹性外斜视、限制性外斜视，以及 Duane 眼球后退综合征、先天性眼外肌纤维化等特殊类型的外斜视。

4. 继发性外斜视

继发性外斜视主要包括知觉性外斜视和内斜视矫正手术后过矫及内斜视自发转变形成的外斜视，一般多需手术治疗。

儿童斜视的危害

斜视对于孩子来说，是一个难以启齿的问题，因为斜视不仅会影响孩子的生活，还容易给孩子带来很大的心灵创伤。因此，家长必须认真对待在孩子身上出现的斜视问题，早发现、早治疗。

○ 损害视觉功能

斜视影响视觉功能，使孩子的融像能力和立体视觉不能正常发育。立体视觉是只有人类和高等动物才具有的高级视觉功能，是人们从事精细工作的先决条件之一。若没有良好的立体视觉，孩子的学习和就业将受到很大的限制。

患有斜视的孩子易出现斜视性的弱视，导致视力比同龄人视力正常值的下限还低。患有斜视的孩子即使视力正常，但看东西时，由于一眼偏斜，仅能用一眼注视目标，视野远不如正常孩子开阔。

○ 影响全身骨骼发育

一些麻痹性斜视的患者，由于眼肌麻痹，常采用偏头、侧脸等一些特殊的头位来克服视物时的不适，医学上称"代偿头位"。如不及早矫治斜视，长期的"代偿头位"会导致孩子全身骨骼发育畸形，如脊柱的侧弯等。

○ 影响心理健康

因严重影响美观，患有斜视的孩子常被人起外号，心里难免会蒙上阴影，从而出现孤僻、自卑及反常的心理。据调查，患有斜视的孩子常常对正常的学习、交友表现出抵触情绪。

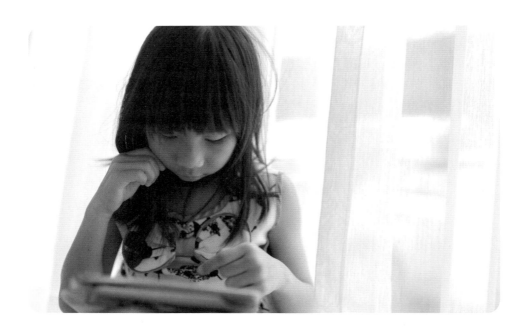

斜视的原因

斜视的原因比较复杂，不同类型的斜视有不同的致病原因，如先天异常、发育不完善等。某些眼部疾病也会引起斜视。

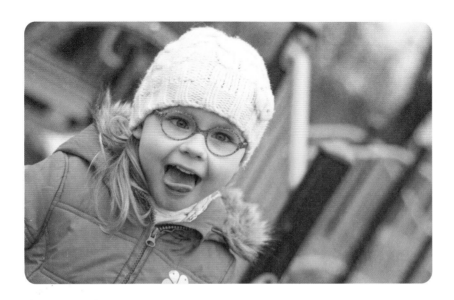

○ 先天异常

这种斜视多由先天眼外肌肉的位置发育异常、眼外肌本身发育异常、中胚叶分化不全、眼肌分离不良、肌鞘异常及纤维化等解剖上的缺陷或支配肌肉的神经麻痹所致。需要注意的是，斜视既可以是直接遗传，也可以是隔代遗传。先天性斜视不具备建立双眼视物的基本条件，对视觉功能的发育危害最大。

○ 发育不完善

双眼单视功能是后天逐渐发育的，而且是在反复接受外界清晰物像的刺激中逐渐地发育和成熟起来的。5岁前是儿童斜视的高发期，家长应注意观察孩子的眼睛发育情况。

○ **某些眼部疾病**

如果孩子的双眼视力相差较大，他们就可能用单只眼睛看事物，久而久之，另外一只眼逐渐失去正常功能而出现弱视，这种弱视容易形成外斜。相对于屈光参差性的远视，屈光参差性近视发生弱视和斜视的概率相对较低。60%的屈光参差性近视患者一般无斜视症状，然而，随着屈光参差量的增加，能有40%的高度屈光参差近视患者出现斜视。

如何配合专业的斜视治疗

单纯的斜视经过积极治疗，一般是可以逐渐改善的。早发现早治疗一般并不会对孩子的生长发育造成太大的影响，家长不用过于担忧。

斜视的治疗主要包括非手术治疗和手术治疗，需要由眼科医生来判断最佳的治疗方式。需要家长注意的是，大多数斜视只能依靠手术来治疗，其他治疗方式效果甚微。

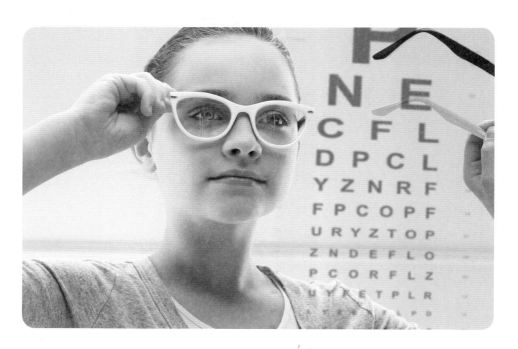

斜视最主要的治疗方法就是手术治疗，斜视手术并不复杂，创伤也不大，家长不必有什么心理包袱。通常当天就能出院，年龄特别小、有麻醉风险的或者有其他疾病的儿童，为了保证术后安全，可以住院观察。

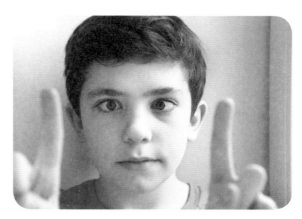

手术一个月时，家长要带孩子去医院复查。复查时，医生会根据孩子双眼视觉功能恢复的情况指导术后视觉康复训练。

手术后的视觉康复训练非常重要，是恢复斜视导致的双眼异常、治愈间歇性外斜视等的重要步骤。家长一定要带孩子完成训练，不可半途而废。

家长要正视治疗后的结果，有些斜视可能因为发生得比较早，经过手术治疗后，孩子的视力还是很难恢复得和正常人一样，但家长要最大限度地提高孩子的身体素质和生活质量。

三棱镜在眼睛上的应用

三棱镜是一种屈光矫正中经常会使用的透镜，这种透镜本身没有屈折力，对光线的作用是令其偏折。在屈光系统的矫正中，经常会用到三棱镜，斜视的矫正也是如此。小度数的斜视可以考虑用三棱镜矫正。

具体方式就是通过三棱镜对光线的偏移作用，使隐斜视的戴镜者获得更好的双眼融合状态，从而避免视觉上的不舒适。

按摩调整小儿斜视

按摩作为近视眼矫治方法中的物理疗法之一，可以用来治疗共同性斜视，以达到解痉松肌、调节经脉、明目祛风的作用。对于麻痹性斜视来说，按摩仅为辅助治疗。

○ 方法 1

①让孩子取坐位或仰卧位，家长用拇指指腹从孩子的印堂穴开始，沿两侧眼眶周围，进行时长为1~3分钟的轻揉。

②家长用中指指腹按揉孩子的攒竹穴、睛明穴、承泣穴、瞳子髎穴、鱼腰穴、球后穴、丝竹空穴各1分钟。

③让孩子取坐位，家长按上法内斜延长按揉睛明穴2分钟；外斜延长按揉瞳子髎穴2分钟；上斜延长按揉球后穴2分钟；下斜延长按揉鱼腰穴2分钟。

④让孩子取坐位，家长用拇指、食指、中指按风池穴、合谷穴各1分钟。

○ 方法 2

让孩子取仰卧位，双眼闭合，家长用拇指指腹从孩子的睛明穴开始，沿太阳穴的方向轻抹50次。操作时不要触碰到孩子的眼睛。

○ 方法 3

①让孩子取俯卧位，家长指法力度适中，点揉肝俞穴、胆俞穴、肾俞穴各1~3分钟。

②在孩子准备好后，家长可以掐揉患眼对侧的合谷穴、光明穴各1~3分钟。

如何预防斜视

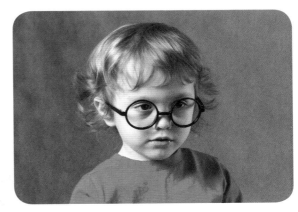

预防斜视要从婴幼儿时期抓起，家长要仔细观察孩子眼睛的发育情况。婴幼儿在发热、出疹、断奶时，家长应加强护理，并经常留意其双眼的协调功能，观察眼位有无异常情况。

家长要经常留意孩子的眼部卫生和用眼卫生情况。如灯光照明要适当，印刷图片字迹要清晰，不要躺着看书，不可长时间看电视、电脑及打游戏机，不看三维图等。

对于有斜视家族史的孩子，不管其是否表现出斜视症状，家长都要在孩子2周岁时带其去医院做全面的眼科检查。

孩子看电视时，除注意与电视保持一定的距离外，也不能每次都坐在同一位置上，尤其是不能一直坐在斜对电视的位置上，应时常左中右交换座位。否则，孩子老往一个方向看，头也会习惯性地向一侧歪，时间久了，6条眼肌的张力就会失去调节平衡的作用。一侧肌肉总是处于紧张状态，另一侧肌肉则总是处于松弛状态，就会造成斜视。

小贴士

婴幼儿斜视的预防

家长要注意婴幼儿头部的位置，不要使其长期偏向一侧。婴幼儿对红色反应较敏感，所以家长可在其小床正上方挂上一个红色带有响声的玩具，定期摇动，同时调动婴幼儿的听觉、视觉，有利于婴幼儿双侧眼肌动作的协调训练，从而防治斜视。

弱视

弱视是指在视觉发育期，由于单眼斜视、未矫正的屈光参差、高度屈光不正及形觉剥夺引起的单眼或双眼最佳矫正视力低于相应年龄的视力，或双眼视力相差2行及以上。弱视经过适当的治疗是可逆的。

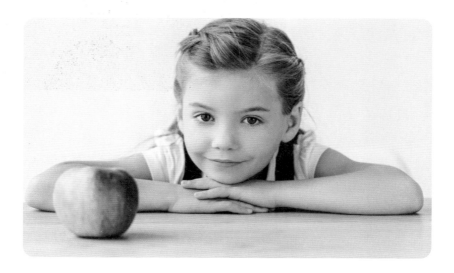

弱视的症状

①患有弱视的孩子两只眼睛注视的方向不一样。出生6个月以内就出现"对眼"情况的孩子，发生弱视的机会比较高。

②患有弱视的孩子看东西时喜欢眯眼、偏头，看电视时总是凑得很近。有些年龄很小的宝宝会表现得对周围环境不感兴趣。

③患有形觉剥夺性弱视的孩子的眼睛在外观上存在异常，如黑眼球中间出现白色的反光等。

④弱视的孩子由于视力低下，也会出现身体其他方面的发育异常，如肢体活动不协调、左右不分、说话颠三倒四等。

弱视的病因

弱视其实是一个"结果"，是由不同的原因造成的。此处，我们主要讲解以下几种类型。

◯ 斜视性弱视

一般情况下，弱视者患有斜视或患过斜视，由于眼位偏斜而发生了复视。为了克服复视，大脑会抑制由斜视眼传入的视觉冲动反应，斜视眼的黄斑功能就会长期被抑制就会导致弱视。这种弱视属于继发性的、功能性的，通过早期合理的矫治措施，绝大多数是可以被治愈的。

◯ 屈光不正性弱视

我们的眼睛是非常精密的光学和神经系统，精确聚焦是视力发育的基础。出现高度屈光不正时，我们的眼睛就无法聚焦，继而出现视觉功能发育受损。最常导致弱视的是高度远视和散光，这两种屈光不正会让孩子看不清远处和近处的物体，需要戴用完全屈光矫正眼镜、参加视觉训练来逐渐提高视力，但矫正时间较长，一般为2~3年。

◯ 屈光参差性弱视

焦距正常的眼睛有良好的视力，焦距异常的眼睛看到的物体是模糊不清的，孩子会因双眼视像的相互干扰而发生视觉疲劳，只能长期使用正常眼。久而久之，弱视就形成了。这种弱视经过矫正也是有可能恢复视力的。

◯ 形觉剥夺性弱视

儿童有先天或外伤性白内障、上眼皮下垂遮盖大部分瞳孔或者有角膜混浊白斑，就像遮光窗帘挡住外面的阳光，把屋子变得漆黑一样，会使视网膜缺少来自外界的丰富的物像刺激，视觉神经功能发育就会受到干扰。这种类型的弱视程度通常比较严重。很多白内障孩子做完手术仍然视力很差，需要长期的弱视治疗。

弱视的训练方法

弱视仅发生在处于视觉发育期的儿童中，其年龄大多在1~8岁（0~3岁为弱视的易发期）。视力、矫正视力检查是弱视重要的诊断依据，对于5岁以上儿童来说，识别视标是没有问题的，关键是配合。而弱视训练过程是枯燥、漫长的，常因孩子不能坚持治疗而不能达到预期效果。所以，家长既要按照医生的要求，督促孩子配合治疗，又要和孩子建立良好的沟通关系，争取孩子的积极配合。

○ 穿圈训练

孩子手持用铁丝做的直径为1厘米的圆圈，用弱视眼盯住圆圈，同时尝试将一根铁丝穿过圆圈。每日反复训练，直到能迅速准确地穿过圆圈为止。此方法不适合弱视严重的孩子。

○ 刺点训练

正常注视或经过注视训练后恢复为中心注视的孩子可选用本训练。家长可在普通白纸上用点和线画出各种动物或物体作为孩子的训练图画。孩子训练时要先遮住正常眼，用弱视眼看图形，手持缝纫针，并用针对刺每个点。弱视严重的孩子在训练初期不能刺准图画，但经过反复训练后可准确刺点。

○ 双眼单视功能训练

将一个高度为25厘米、直径为2~3厘米的圆筒。放于一只眼睛前，将另一只手掌紧靠在圆筒旁，具有双眼单视的人此时能在手掌上看见一个窟窿（圈）。单眼弱视的人，首先看到的或者是一个窟窿（圈），或者是手掌，只有在练习成功后才能同时看到窟窿（圈）和手掌，而后才能逐渐看到视力正常人看到的景象。

○ 交替注视训练

家长可将各种玩具、图片、硬币等交替放置于桌子左右两侧。首先，家长坐在孩子对面，观察孩子位置，同时将1枚硬币放于桌子的右侧，让孩子用同侧眼睛辨认朝向孩子的是硬币的"反面"还是"正面"；接着，在桌子两侧分别放置1枚硬币，让孩子辨认硬币的面值、正反面，以完成左右眼互相交替的注视训练。

○ 集合训练法

本训练法的目的是增强眼睛的集合力。在孩子下颌固定不动，眼睛要盯住某目标的情况下，家长将该目标逐渐向孩子的眼睛靠近，再让目标逐渐远离孩子，如此反复进行，可以训练孩子眼睛的集合力。

○ 眼肌训练

眼肌训练需要孩子注视目标，并追随目标（目标摆动方向和速度可以根据不同情况进行调整）。家长取一根能调整摆动方向和旋转速度的棒杆，让棒杆做水平运动或做旋转运动或向斜方向运动，令孩子在保持头部不动的情况下始终注视棒杆尖端以训练眼肌运动。

近视

人眼在调节放松状态下，来自5米以外的平行光线经眼球屈光系统后聚焦在视网膜之前而未能在视网膜上形成清晰的物像，称为近视。近年来，我国青少年以近视为主的视力低下的发病率已由10年前世界第3位上升至第1位。近视已经成为影响我国人民健康的重要问题，令人担忧的是视力受损正向低龄化发展。然而，目前国内外研究结果对青少年近视的自然史和发病机制尚未完全阐明。一般认为近视的发生发展是环境和基因共同作用的结果。

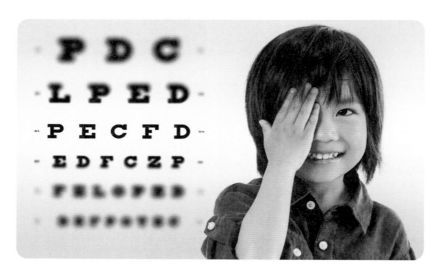

近视的分类

近视按照不同的因素也有不同的划分，此处主要介绍其中三种。

○ 根据屈光成分分类

眼的屈光要素由眼轴长度、角膜屈光力、前房深度、玻璃体腔深度、晶状体厚度，以及各屈光介质的不同折射率共同组成。任何一个屈光要素改变都可能引发近视。根据改变的要素不同，近视可分为轴性近视、屈光性近视。

轴性近视，是由于患者的眼球前后轴延长，物体成像焦点前移，无法在视网膜上准确成像导致的。几乎所有病理性近视都属于轴性近视。除假性近视外，大部分单纯性近视属于轴性近视。

屈光性近视又可以分为曲率性近视、屈光指数性近视。前者是由于角膜及晶状体曲率增大而引起的近视；后者是由于眼屈光介质的折射率增加而引起的近视，中老年期患者发生的近视多属于这一类。

○ 根据屈光度分类

根据近视的屈光度分类法，国内外通常以-3.00D和-6.00D为界，将近视分为低度近视（<-3.00D）、中度近视（-3.25D~-6.00D）、高度近视（>-6.00D）。

○ 根据眼底是否存在病理性损害分类

按照眼底是否存在病理性损害为标准，近视又分为病理性近视和单纯性近视。

病理性近视患者多由遗传因素造成，具有的特点包括屈光度数较高、眼轴明显超出正常范围、明显眼底变性（如近视弧形斑、豹纹状眼底、黄斑部出血或形成新生血管膜，可发生形状不规则的白色萎缩斑，或有色素沉着呈圆形黑色斑等）、视功能受损（如矫正视力低于正常水平，并有视野、暗适应和电生理异常等）。

单纯性近视发病原因由遗传因素和环境因素共同参与。绝大多数单纯性近视患者的眼底无异常，具有正常的视功能，矫正视力可达到正常水平。

孩子近视的早期表现

当发现孩子出现以下症状中的一种或几种时，家长就要考虑其是否患上了早期近视，应尽早带孩子去医院检查，以免延误治疗。

近视早期表现，家长须留意

①看物体时经常眯眼。近视患者看东西时经常眯眼，这是因为眯眼时眼睑可以遮挡部分瞳孔，能减少光线的散射，从而暂时提高和改善视力。

②频繁眨眼。频繁眨眼在一定程度上可以缓解近视，提高视力。

③经常揉眼睛。一些孩子因为近视而看不清物体时，会经常用手揉眼睛，力求能看清物体。

④经常歪着头看物体。歪着头看物体可以减少散射光线对其视力的影响。因此，家长如果发现孩子经常歪着头看物体，一定要带其去医院检查视力，并要纠正其看物体的错误姿势，避免孩子养成歪头的习惯。

⑤经常皱眉。一些患近视的儿童有皱眉的习惯，这是他们试图改善视力的一种方法。但经常皱眉会使眼外肌压迫眼球，反而会加快近视的发展速度。因此，家长如果发现孩子经常皱眉，要及时带其去医院检查视力，并要帮助其改掉经常皱眉的习惯。

⑥经常拉扯眼角。少数孩子患上近视以后，会常用手向外侧拉扯自己的眼角，因为这样做可以达到同歪头、眯眼一样的效果。因此，家长如果发现孩子有拉扯自己眼角的习惯时，要及时带其去医院检查视力。

⑦看东西时经常斜视。部分患近视的孩子常会合并有斜视。因此，家长如果发现孩子有斜视的表现时要考虑其是否患有近视。

⑧看东西时，身体前倾。家长如果发现孩子看物体时，身体总是前倾以贴近与物体的距离或者读书写字时常常抱怨屋子里的光线太暗，要考虑孩子是否患有近视。

⑨经常看错人或看不清东西。家长如果发现孩子见了熟人常常不打招呼、在暗处行动时常被东西绊倒或碰伤，或是常常提到看不见黑板上的字时，也应考虑孩子是否患有近视。

单纯性近视的三个阶段

○ 假性近视阶段

假性近视又称为调节性近视或者功能性近视，睫状肌失去调功能是导致假性近视的主要因素。人眼看近处时，睫状肌处于紧张状态；此状态若长期保持，如我们长时间读书写字、玩手机和平板等电子产品，人眼再看向远处时，睫状肌不能完全松弛，悬韧带不能有效拉紧，晶状体会随着晶状体囊的表面张力而变凸，从而导致了假性近视。值得注意的是，包括眼轴增长在内的器质性因素并不是假性近视的病因。

此阶段的视力通过充足的休息、眼部运动等可以得到恢复，否则，就会发展成真性近视。

○ 中间性近视（混合性近视）阶段

中间性近视（混合性近视），也被称为半真性近视，介于假性近视和真性近视之间。这类要素的发生兼有功能性因素（调节因素）和器质性因素（主要是眼

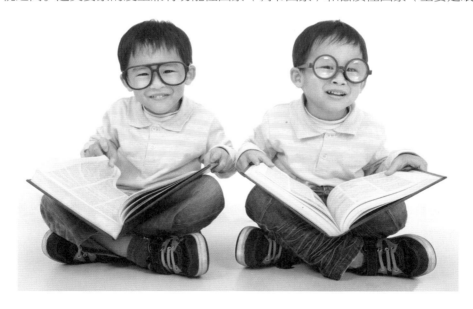

轴延长）。

孩子如果再持续长期近距离过度用眼，就会使睫状肌进一步疲劳，调节能力继续下降。调节过度会引起辐辏作用加强，使眼外肌对眼球施加压力，眼内压增高，眼内组织充血，加上青少年眼球组织娇嫩，眼球壁受压渐渐延伸，眼球前后轴变长，超过正常值后就形成了轴性近视。

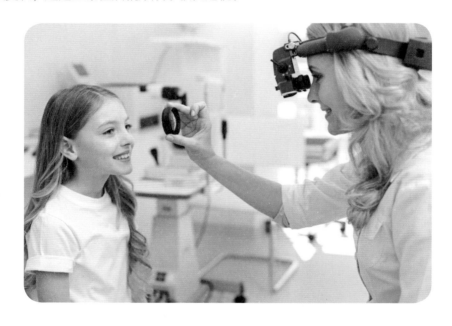

○ **真性近视阶段**

中低度真性近视的主要症状为远视力减退，配镜矫正后可获得正常视力。高度真性近视，则可有近视性的病理变化，除了豹纹眼底和有较大的弧形斑或环形斑（随着眼轴的加长，眼球不断增长，在此过程中，巩膜和脉络膜都会按照眼内部的信号要求而不断增长，但视网膜不能随之增长。为了贴合增长的巩膜和脉络膜，视网膜上会出现很多裂口或者在周边发生格子样变性）外，也可能有各种近视性病理变化（如黄斑出血、脉络膜视网膜萎缩等），还可能发生视网膜脱离或青光眼等并发症。

合理配镜治疗近视

如果只是假性近视就不需要配戴眼镜。儿童假性近视的主要原因是学习负担太重，用眼时间过长。只要平时保证合理用眼、注意眼部卫生、均衡饮食、多参加户外运动、配合科学的按摩和治疗等手段，孩子视力就会得到有效改善。

真性近视的孩子需要使用框架眼镜来矫正屈光不正，而且配戴眼镜被认为是目前最为安全有效的矫正方法。不同程度的近视患者配戴眼镜的时间也是不同的。中度近视以下的孩子，没有必要一直戴着眼镜，因为中度以下近视不会因为看不清楚而对生活造成不便，也不会像高度近视一样不长期戴眼镜矫正就会加深近视度数的危险。

中度以上近视必须一直戴眼镜。中度以上近视的孩子已经无法较为清楚地视物，需要依赖眼镜才能正常生活，同时一直戴眼镜才不会给眼睛造成过重的负担，避免近视度数加深。

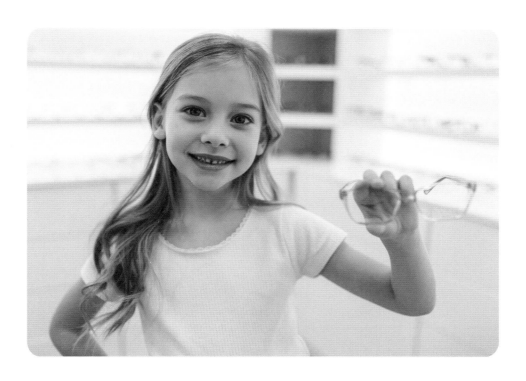

儿童近视的预防和护理

关于近视眼预防与控制的问题，从原则上讲，预防重于控制。前期预防工作做好，就会让后期控制工作压力变小。

预防近视，家长必须让孩子从小养成良好的习惯

①保持正确的读书、写字姿势，不要趴在桌子上或扭着身体。书本和眼睛应保持约33厘米的距离，身体离课桌应保持一个成人拳头的距离，手应离笔尖约3厘米。

②读书、写字时间不宜过久，持续30~40分钟后要有10分钟的休息。多远眺，多看绿色植物，多做眼保健操。

③要在适当的光线下读书、写字，光线最好从左边照射过来。不要在太暗或者太亮的光线下读书、写字。

④积极参加体育锻炼，保证每天能参加1小时的体育活动。

⑤写字不要过小过密，更不要写斜字、草字。

⑥认真做眼保健操。

⑦看电视时，眼睛与荧光屏的距离不应小于荧光屏对角线长度的5倍；在持续看电视30~40分钟后要有一个短时间的休息，让眼睛放松一下。

⑧应多对视力有益的食物，如各种蔬菜及动物的肝脏、蛋黄等。

⑨对近视要分档防治，抓早抓小，积极矫治和防止深度发展。如果孩子已发生近视，家长要带其到医院做全面的视力检查，并积极配合治疗。假性近视可采用远雾视法、推拿操或晶体操以及物理疗法、药物等进行矫治。

假性近视

假性近视是由于用眼过度致使睫状肌持续收缩痉挛、晶状体厚度增加而导致的视物模糊不清。假性近视是功能性近视，利用药物、针灸、埋耳针及理疗仪器或通过患者自身加强眼肌锻炼放松肌肉、缓解疲劳，就可使视力恢复到正常水平。假性近视若不及时缓解，眼球长期受到紧张的眼外肌压迫，就会导致眼轴变大而成为真性近视。

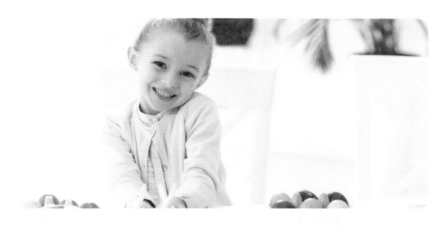

假性近视的形成原因

◯ 长时间用眼不科学

孩子在读书或写字时，眼睛与书本的距离常在33厘米以内，视线与桌面(或书面)不成90°等都可引起假性近视。另外，长时间用眼后不注意休息或学习时照明光线不好或躺着看书也可引起假性近视。

◯ 缺乏营养

许多孩子有挑食、偏食的行为，不经常吃蔬菜、水果、豆制品及粗粮等食物。这种习惯可导致其体内缺乏维生素A、维生素B$_1$、维生素B$_{12}$、维生素C、维生素E和维生素D以及铬、钙、锌等元素，加大假性近视的发生概率。

○ 受到的光色刺激过多

孩子若常去游戏厅、歌舞厅等娱乐场所或长时间上网、玩电子产品，就会使眼睛受到这些场所的光、色等理化刺激，从而易患假性近视。

○ 对屈光不正性弱视的治疗不及时

一些患有屈光不正性弱视的孩子若治疗不及时，也会患上假性近视。

如何辨别真性近视与假性近视

真性近视与假性近视均表现为远视力下降，近视力尚可。假性近视为功能性改变，多发生于青少年，视力可在数周或1~2个月内下降，适当休息后又可得到一定程度的恢复。真性近视为器质性改变，不能自然恢复。

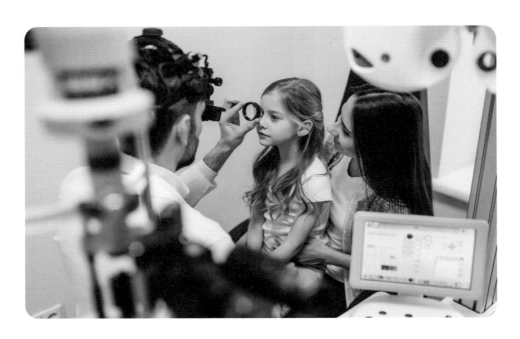

睫状肌麻痹法

此方法是用睫状肌麻痹药物使睫状肌完全松弛，让眼睛处于静态屈光状态后，再进行视力检查及验光确定。常用的睫状肌麻痹药物有 1%~2% 阿托品眼膏，1%、2% 后马托品眼膏，1% 阿托品、1% 可卡因及 0.1% 肾上腺素等量混合剂等。不同的药物有不同的使用方法，即使是医生也要慎重使用，家长不可擅自给孩子用药。眼前、后分别查小孔镜下裸眼视力，若散瞳后视力不变为真性近视，视力增加为假性近视；验光有近视屈光度为真，无近视屈光度为假。这是公认的鉴别诊断最可靠的方法。

云雾法

此方法需要患者双眼同时戴 +3.00D 球面镜，看远物并持续 3 分钟，然后去掉右镜片，立即查得裸眼视力，视力进步者为假性近视，不进步者为真性近视；再以同法检查左眼。但此方法不十分确切。

动态检影法

此方法不必散瞳，需要先查双眼远、近裸眼视力。因为远视力差、近视力正常又无其他影响视力的眼病患者才适用此法。

暗室内医生和患者相对而坐；患者戴试镜架，左右眼前均为 +2.25D 球镜；患者双眼同时注视检影镜上视标（反光镜侧方贴 5 号字或大、小、上、下等笔画少的字，用检影镜旁裂隙光照明）；作 33 厘米距离同位动态检影。

患眼各径向均为逆动者为真性近视；各径向均为顺动或不动或一径向顺动，另一径向不动为正视或远视，但因其表现视力为近视，故为假性近视；一径向为逆动，另一径向为顺动或不动者为混合性散光。

如何治疗假性近视

目前，治疗假性近视的方法很多，主要是通过放松调节等方式达到治假防真的目的。常用的方法有以下几种。

放松调节

①散瞳疗法：使用睫状肌麻痹药剂散瞳，解除睫状肌、瞳孔括约肌痉挛。

②戴凸透镜法：先让孩子戴一个较高度数的凸透镜，使睫状肌放松，注视5米外的视力表，然后调整凸透镜的度数，使视力达到基本正常为止。

③远眺法：孩子在学习或写字1~2小时后远眺，使睫状肌调节松弛；坚持每日做眼保健操3~4次。

提高视觉中枢的兴奋性

直流电治疗、针灸、穴位按摩、穴位导电、气功疗法和冷水浴疗法等可增加大脑的视中枢及视神经细胞的兴奋性，从而使远近视力均有提高，但这些方法对孩子来说都不适用。

改善学习环境

孩子在阅读和写字时要保持正确的姿势；要在合适的光线下阅读和写字；要劳逸结合，改掉不良的学习习惯，每学习45分钟应休息10~15分钟；不要躺着或在走路时看书；加强体育锻炼。

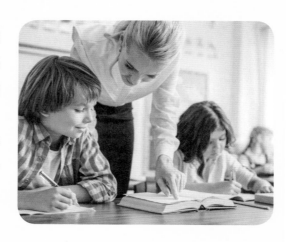

预防假性近视变成真性近视

目前，我国青少年的近视在开始之初大多属于假性近视，只是因为矫正不及时，才发展成真性近视。预防假性近视变为真性近视的措施主要有以下七点。

养成良好的读写习惯

孩子要时刻注意自己的写字、读书姿势，不要趴在桌子上或扭着身体学习。孩子写的字要工整、大方，不要过小过密，更不要写斜。书本和眼睛应保持33厘米左右的距离。

看书时间不宜过久

孩子在课间休息时要认真做好眼保健操，减轻视疲劳。多眨眼，以减轻眼干燥症。

写字、读书要有适当的光线

光线最好从孩子的左前方照射过来。孩子不要在光线太暗的地方写字、读书，以减轻眼睛负担。

积极开展体育锻炼

孩子每天要有1小时的体育活动时间。

看电视时要注意电视机高度应与视线持平

眼睛与荧光屏的距离不应小于荧光屏对角线长度的5倍；室内应开一盏小台灯；持续看电视30~40分钟后要有一个短时间的休息，远眺或做眼保健操。

多吃些营养较丰富的食物

孩子摄入的营养要均衡，要多吃富含维生素A、维生素B_2、钙、锌等的食物，控制高盐、高油、高能量食物的摄入量。

每天眨眼 300 次

每天特意眨眼300次，不仅有助于促进泪液分泌，缓解眼睛干燥酸涩的症状，而且可以清洁眼睛，给眼睛做一个小小的按摩，从而缓解眼睛疲劳。另外，经常用热水、热毛巾等熏浴双眼，可以促进眼部的血液循环，消除眼睛的疲劳感。

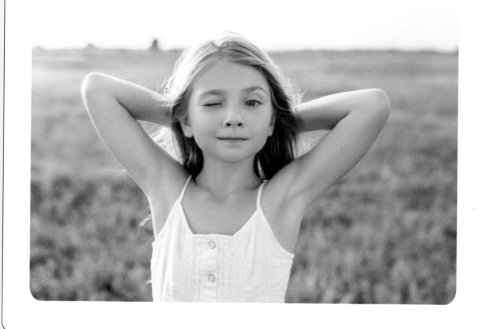

高度近视

高于-6.00D的近视称为高度的屈光不正叫高度近视。随着近视度数的增加，眼轴不断被拉长，视网膜和脉络膜可发生变薄等异常。高度近视患者的眼底易出现病理性改变，如眼底萎缩、黄斑裂孔、视网膜脱落等，所以高度近视又被称为病理性近视。严重的病理性近视还会导致失明，影响患者及其家庭的生活质量。不是所有的高度近视都会发展成病理性近视，但高度近视却是导致病理性近视的主要因素。

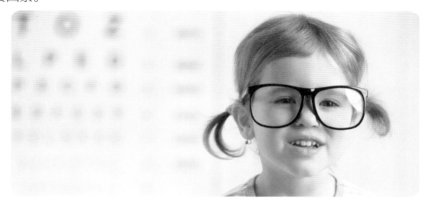

高度近视的症状

高度近视的危害主要在于其并发症。如由于眼结构异常、营养障碍引起的玻璃体、脉络膜及视网膜变性；由于眼轴拉长、巩膜伸长、生物力学异常作用所致的黄斑变性萎缩及后葡萄肿；由于视力低、调节辐辏功能失调所致的弱视和斜视等。

①视力下降。
②近视发展速度快：不同于单纯性近视，有的高度近视患者即使成年后，视力还是继续加深，故也称为变性近视。
③眼球突出：高度近视多为轴性近视，眼球明显变长，前房较深，睫状肌萎缩，部分人的眼球向外突出。
④暗适应功能差：视网膜的色素上皮细胞发生病变，影响视细胞的光化学反应过程。
⑤眼前黑影：高度近视会引起玻璃体变性、液化、玻璃体后脱离等。

高度近视的预防

高度近视眼底视网膜有漆裂纹及萎缩灶预示视力预后不良，因为它们有发生视网膜下新生血管膜的危险，中心视力会急剧下降。预防高度近视包括预防高度近视的发展及预防近视眼的并发症。

预防高度近视发展的方式包括：连续近距离用眼的时间不应过长，积极参加户外活动；平时要保证充足的睡眠，劳逸结合，平衡饮食，合理营养等；学习、生活中避免过度用眼与不良视觉刺激；采取可能延缓或终止近视恶化的措施，如配镜、接受药物治疗、接受手术治疗等。

高度近视致盲的主要原因在于其并发症，如视网膜病变、青光眼、弱视等均需重点预防。除了经常注意视力变化外，孩子还要注重眼部早期出现的其他异常现象，如闪光感、飞蚊症、视野缺损、眼部酸胀、疼痛及夜盲等现象。必要时，家长应带孩子去医院进行其他眼部特殊检查。

高度近视的护理

患有高度近视的孩子在饮食上应少食辛辣，忌烟酒；治疗其他疾病时应慎用血管扩张剂，防止眼底黄斑部反复出血。

家长应带孩子定期到医院进行眼科检查，特别注意眼球的轴长、玻璃体混浊的变化情况，眼底黄斑部有无变性、水肿、出血等情况，视网膜周边有无干性裂孔、视网膜脱离征兆。一旦出现突然视力下降、眼前黑影飘动等症状，家长应立即带孩子到医院就诊。

患有高度近视的孩子要避免剧烈运动，以免发生视网膜脱落。因为高度近视者眼轴长、眼球壁软，剧烈冲击性头部运动，如足球、篮球、跳水、举重、急刹车等，会造成视网膜脱落。

高度近视会遗传吗

　　近视有遗传的可能，因为眼病的调查结果显示，有近视家族史的家庭成员发生近视的概率比没有近视家族史的要高些。高度近视是常染色体隐性遗传病，也就是有关近视的一对基因都是本病的致病基因才发病。如果只是其中一个基因是致病的，而另一个基因是正常的，则不发病，只是致病基因携带者。譬如父母都不近视，但都是高度近视基因携带者，那么他们会把致病基因遗传给孩子，使孩子具备了两个近视基因。

　　高度近视的男子若与高度近视的女子结合，子女发病的概率在90％以上；高度近视者与近视基因携带者结合，子女可能有半数是高度近视；同正常视力或中低度近视者结合，子女出现近视的概率则要低很多。

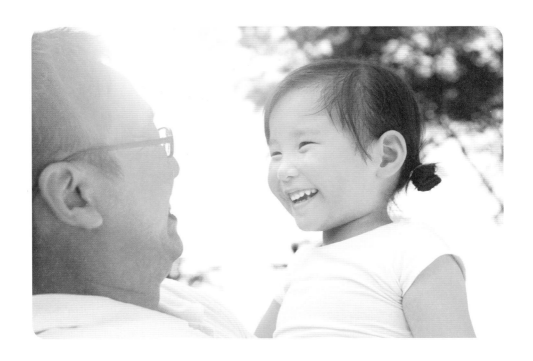

远视

当平行光线进入眼内，并没有聚集到视网膜上，而是聚集到视网膜后面，导致视网膜上没法呈现出清晰的图像，这种屈光状态称为远视。

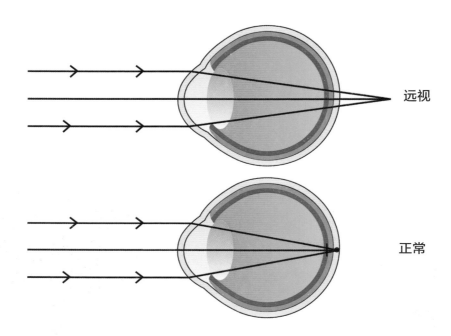

远视

正常

什么是儿童远视

正常孩子出生时都是远视眼。由于孩子生长发育还不成熟，眼球较小，眼轴较短，外界的平行光线经过眼睛的屈光系统聚焦于视网膜之后，这种远视称为生理性远视，也被称为远视储备。远视储备有一个正常范围，具体如下：

①刚出生的孩子的远视储备大约是+3.00D；

②三岁孩子的远视储备在+2.00D~+2.50D；

③六岁孩子的远视储备在+1.50D~+2.00D。

随着孩子的生长发育，眼球逐渐成熟，远视储备量也会逐渐降低、消失，最终发展为正视眼。如果孩子的远视储备高于正常值，孩子就有发生弱视的风险。如果远视储备低于正常值，孩子就存在近视隐患。所以，家长要定期带孩子到医院进行眼部健康检查，了解孩子的远视储备，及早给孩子建立视力发育跟踪档案，对弱视和近视做到早发现、早干预、早治疗。

引发远视的原因

○ 弯曲性远视（曲率性远视）

眼球屈光系统中任何屈光体表面的弯曲度变小均可形成远视，最常见的就是角膜弯曲度变小所致的远视。

○ 轴性远视

轴性远视是指因眼球前后轴变短而导致的远视，是屈光异常中比较多见的一种。

○ 屈光指数性远视

眼内各屈光媒质的屈光指数降低也可引起远视，但不多见。

远视的危害

对于处于生长发育阶段的孩子来说，远视的最大危害是，如果得不到及时矫正就可能转变为弱视。也就是说远视如果没有得到及时的矫正，就容易影响到孩子视功能的生长发育，就容易出现弱视。弱视患者戴上眼镜以后，矫正视力也达不到正常水平。弱视的最佳治疗时间是在孩子5~6岁时，而且弱视治疗需要花费1~2年的时间。所以，早期能发现远视的情况，带孩子及早接受治疗，有助于孩子视觉功能的正常发育。

远视的矫正方法

远视，被古人称为"能远怯近"，在古人看来，是由于阴精不足、阳气有余、阴阳失衡所致。学龄前儿童出现+2.00D的轻度远视属于正常现象，但远视度数超过+3.00D则属于异常，家长应考虑带孩子去医院进行治疗，防止其发展为弱视。

低度远视的3~10岁儿童，若无斜视、弱视及其他视觉问题，可随访观察。如出现视力下降，伴双眼视功能障碍或其他功能性视觉问题，则需要矫正远视。

中高度远视的3~10岁儿童，需要进行光学矫正。一般认为，屈光度数>+3.00D的远视患者，必须进行屈光矫正。屈光矫正的度数需结合小瞳孔下检影验光以及睫状肌麻痹后检影和主觉验光的结果，同时需考虑调节、双眼视功能评估以及患儿的依从性等来确定。

另外，高度远视特别是伴有屈光参差性远视的儿童，他们在早期（2~3岁以前）没有明显体征（如尚未表现出内斜视等），往往伴弱视或斜视风险，需更加密切随访并及早进行干预。

10岁以上儿童如为低度远视，通常不需要屈光矫正。但如伴有视觉症状或者双眼视功能问题，配戴低度数的框架眼镜往往可以缓解相应症状。另外，相关的

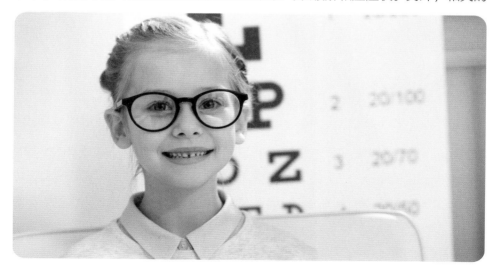

视觉训练对该类患者也有所益处。

10 岁以上儿童如为中高度远视，通常需要进行屈光矫正。如不伴有斜视或弱视，屈光处方度数通常为全矫远视度数的1/2~2/3，同时结合隐性远视与显性远视的度数来最终确定。如伴有斜视，需根据斜视的性质、类型来进行个性化矫正，如远视伴内斜视应足矫，远视伴外斜视应欠矫，最终处方的确定需要结合矫正视力、调节能力以及双眼视功能的情况。

儿童远视的配镜原则

○ 低度远视

即<+3.00D的学龄前儿童的视力正常或接近正常，无视疲劳症状，可暂不配镜，因为许多儿童都有生理性远视。有视疲劳症状者，若戴镜后能够提高视力，则应配戴，但不一定配足度数。

○ 中高度远视

即>+3.00D的儿童的远近视力均有不同程度的下降，大部分有视疲劳症状，可分阶段配镜。这类儿童应先戴上稍低于验光所得度数的远视眼镜，待适应后再按验光结果，配戴第二副眼镜。

○ 有眼球内斜者，原则上要配足远视度数

尤其是戴镜后内斜完全矫正或基本矫正且获得双眼单视功能者，即使戴镜后视力出现降低，也要按医嘱配足度数。

这类患者若戴镜后眼位暂无改观，且视力下降明显，上课时看不清黑板，走路也感到困难，则开始时可适当戴低度数的眼镜，待适应后，再重新配镜。通常情况下，初戴眼镜总会有些不舒服，一般戴2个月以上便会适应。适应后要坚持戴镜，并经常检查视力。伴有弱视的患者要常遮盖健康的眼睛并训练有弱视问题的眼睛，以使视力恢复正常。

儿童远视的注意事项

远视除了影响远近视力外，还会因眼外肌中最粗壮有力的内直肌长期过度收缩而出现肌肉疲劳症状，如眼球酸胀、眼眶疼痛，同时伴有头昏脑涨。患有远视的儿童会因为上课时精神不集中、记忆力不佳、讨厌看书写字而致使学习成绩下降。远视眼者，其调节力加强后，必定会增加内直肌的兴奋性。如果一只眼的远视程度严重，为使该眼看清景物，必须增加调节，内直肌的兴奋性必然比正常眼增加，因此，有的远视会逐渐变成内斜视，而且斜视多数出现在远视度数较高的患者身上。有屈光参差的远视伴斜视患者多数都习惯用注视眼(远视度数较低之眼)工作和学习，而将不使用的斜视眼搁在一边，时间久了，就会导致斜视眼变为弱视眼。

患有远视的儿童应及早验光配镜。家长如果发现孩子不爱看书，听到孩子诉说其看书稍久就会感到视物模糊、眼胀、头痛等，就必须及时带孩子到医院做检查，检影验光。如确定为远视(包括远视散光)，家长要抓紧在孩子8岁以前的治疗黄金时机，配戴合适的眼镜，千万不要拖延，否则，视力提高就会变得很困难，更不用说恢复双眼同视功能了。

患有远视并且伴斜视的儿童怎样戴眼镜

远视分为低度远视（0.00D~+3.00D）、中度远视（+3.00D~+5.00D）、高度远视（+5.00D以上）3种。低度远视如果视力正常又没有视疲劳症状可以不戴眼镜。中、高度远视通常伴有调节性内斜视，对这类孩子应该在睫状肌麻痹后给予全部屈光矫正，即预留1.00D生理性调节，处方为散瞳后试戴度数减去1.00D；对于少数远视伴有外斜视的孩子，应该给予低度矫正，即在获得最佳矫正视力的基础上检查眼位，尽量使戴眼镜时斜视度数最小，以期获得较好视力的同时眼位较好。家长要带孩子到专科眼科医院就诊，在小儿眼科医师的指导下配镜。

散光

　　平行光线经过眼球屈光系统进入眼内，不能在视网膜上形成一个焦点，这种屈光状态称为散光。散光是一种屈光不正，与角膜或晶状体的弧度不规则有关。正常的角膜和晶状体应该是篮球那种正圆的半球体，远处的光线进入眼睛后就可以聚焦在一起。然而，患有散光的人的角膜或晶状体是一个椭圆的半球体，也就是水平的弧度和垂直的弧度不同。这就使进入眼睛的光线会弯曲成不同的形状，无法形成焦点，也就无法集中成清晰的图像，从而导致患者无论看远处还是近处的东西，都是模糊的。

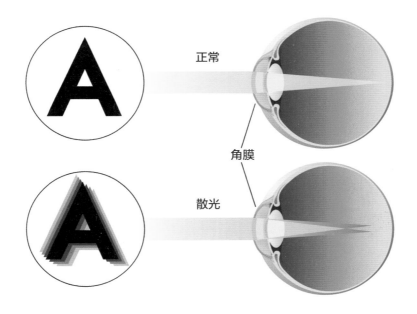

正常

角膜

散光

散光的原因

　　散光主要与眼球的屈光系统结构异常有关，多数由角膜或者晶状体屈光力异常导致。这两种异常多是由先天因素引起的，少数由后天因素引起，如角膜疾病、眼睛受伤、患病或眼科手术。另外，长期用眼姿势不良，如经常眯眼、揉眼、躺着看书等，也可能导致散光，这是由于眼皮压迫角膜使角膜弧度发生改变，从而引起散光度数增加。

散光的症状

◯ 视疲劳

散光眼由于各经线上的屈光力不同使平行光线折射无法形成焦点，视物时而清晰，时而模糊，容易出现视疲劳。

◯ 视力减退

患有散光的人在面对主线条方向不清晰的景物时，获得的是景物在视网膜上带一定程度上的朦胧视像，这是他们能获得的最佳视像。

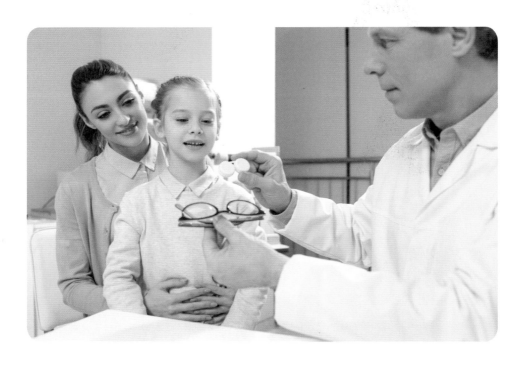

○ 不正常的头位和眼位

双眼有高度不对称散光的患者，为了看得更清楚，往往采取倾斜头位的方式，而这会导致斜视。

○ 经常眯眼

高度散光的患者为了看清景物，常常喜欢眯眼、皱眉头，或者自我牵拉眼皮，以提高视力。其实，他们看远处的景物、近处的景物时都感到模糊不清。

散光的治疗方法

治疗原则

①规则散光：可按散光类型及散光度数以不同柱镜片进行矫正。

②不规则散光：可配戴角膜接触镜进行矫正。

③成年患者可考虑通过角膜屈光手术治疗。

用药原则

①散光患者特别是混合性散光患者一定要散瞳验光。

②学龄前儿童用1%阿托品滴眼液或眼膏散瞳验光，每日两次，连续三天后方可检影验光。

③一般青少年用托比卡胺滴眼液散瞳验光。

④少数患者滴用阿托品后，会出现面色潮红、颈部甚至全身发红、口干的症状，这是对阿托品药有轻度反应，只要多饮温开水，1~2小时后症状就会消除。滴用阿托品滴眼液后一般需要用手指压迫鼻根旁泪小管处10~15分钟，以防药物流入泪囊，如果压迫得好，就不会发生上述症状。

如何预防散光

　　家长应在孩子3~4岁时带其到医院做全面的眼科检查，以后每年定期检查眼部1~2次；指导孩子认识哪些是危险的游戏和玩具，以减少眼外伤；指导孩子养成良好的卫生习惯，不随便用手或其他物品接触眼睛，以避免感染眼疾，感染眼疾时尽量减少外出。

　　孩子看书时的光线要充足，光线最好来自孩子的左前方；孩子看书的姿势要正确，书本与眼睛保持在30~40厘米的距离；不要在摇晃的车上看书，也不要躺着看书。

　　儿童读物上的文字要清晰，不可太小。

　　孩子看电视时与荧光屏保持足够的距离。连续看书的时间不要超过1小时，每30~40分钟就要休息5分钟。

　　孩子要多到郊外游玩，多看绿色旷野。

　　需配眼镜的孩子，应由医师检查后配镜。

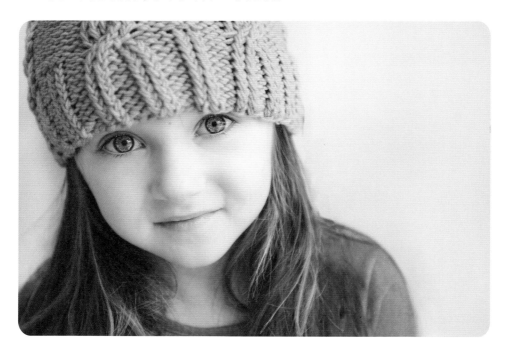

沙眼

沙眼是一种由沙眼衣原体感染引起的传染性眼病，多发于儿童，主要传播途径是患眼 — 手(水、物) — 眼，沙眼的感染与生活方式密切相关。

沙眼的症状

轻度沙眼患者仅有发痒、异物感及少量分泌物的症状。重症沙眼特别是角膜受累或有其他并发症的患者，则会出现畏光、流泪、疼痛等刺激症状。视力减退情况，常与角膜受累程度有关。沙眼的并发症可有急性结膜炎、慢性泪囊炎和泪道阻塞、沙眼性角膜炎及角膜溃疡；后遗症有倒睫及睑内翻、角膜混浊、睑球粘连等。

沙眼也根据病情变化快慢，分为急性沙眼和慢性沙眼。

①结膜充血、肥厚、正常透明性消失。
②乳头肥大，结膜面粗糙。
③滤泡增殖。
④角膜血管翳：在角膜上缘出现新生血管并向角膜内伸入，如垂帘状由上向下发展，严重时可侵犯全角膜。
⑤瘢痕形成：随着炎症吸收，结缔组织增生，睑结膜完全被瘢痕代替。

○ 急性沙眼

急性沙眼呈现急性滤泡结膜炎症状，眼睑红肿，结膜高度充血，因乳头增生睑结膜粗糙不平，上下穹隆部结膜满面滤泡，合并有弥漫性角膜上皮炎及耳前淋巴结肿大，数周后可转为慢性期。

○ 慢性沙眼

慢性沙眼充血程度减轻，有乳头增生及滤泡形成，滤泡大小不等，可显胶样，病变以上穹隆及睑板上缘结膜显著，同样病变亦见于下睑结膜及下穹隆结膜，严重者甚至可侵及半月皱襞。

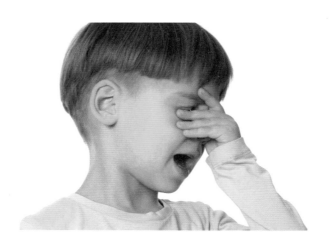

儿童沙眼有哪些危害

孩子刚患上沙眼时，症状并不明显，因此孩子自己往往感觉不出来。病情严重时，孩子就会感到眼睛发痒、干燥、怕光、流泪、磨痛，甚至视力下降。如果角膜发生溃疡，孩子就会感到眼痛、头痛、怕光、流泪、视物不清，甚至丧失视力。

沙眼的危害性很大，因此做好预防和治疗工作十分重要。患上沙眼后就要到医院接受专业治疗。坚持用药，同时注意卫生，加强预防。

沙眼如何预防

○ 做好健康教育

沙眼的预防主要在于防止接触感染，因此要大力开展健康教育。教育对象应包括孩子及其家长和学校教职员，使他们了解沙眼的病因及其防治方法。可利用广播、幻灯片、电影、图片展览以及各种文艺形式，提高教育效果。

○ 要改善学校和家庭环境

学校应尽可能地添置流水式洗手设备，保证生活用水；做到一人一巾，公用毛巾用后要煮沸消毒。沙眼衣原体在高温中仅能存活一分钟，在0.1%福尔马林或1%苯酚中也可迅速被杀灭。家长应引导孩子从小养成爱清洁、讲卫生的习惯；使用的手帕、毛巾要干净；勤洗手，不用脏手、脏衣服或不干净的手帕擦眼睛。

○ 治疗沙眼患者

这是预防沙眼的重要措施。沙眼和疑沙患者均应被列为治疗对象。在对儿童患者进行治疗时，还应同时治好保教人员或家庭中的现症患者。患者应根据病情每日（白天）滴眼药水4~6次，晚上涂眼膏1次。眼药水应一人一支，不要混用。

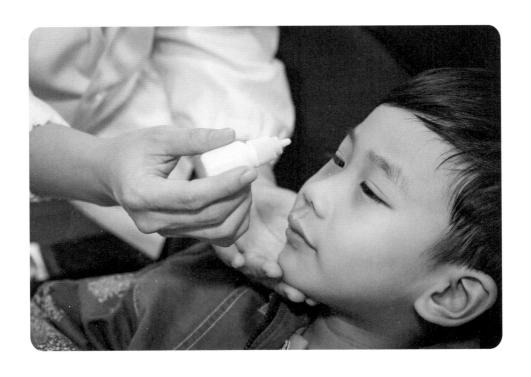

红眼病

　　红眼病，又叫传染性结膜炎，是一种急性的传染性眼部炎症，通过接触传染，因此红眼病在一些集体单位（如学校、工厂等）传播比较广泛。

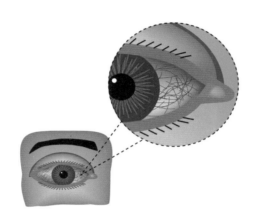

红眼病的症状

　　红眼病的主要临床特点是双眼先后发病。因为具有传染性，一只眼睛患有红眼病，另一只眼睛也会马上被感染，发病后眼部明显红赤、眼睑肿胀、畏光、流泪、分泌物多。

　　大多数孩子患上红眼病后，眼睛里会布满红血丝，会感到自己的眼睛特别干涩、疼痛，看东西的时间稍微长一点儿，就会有灼热的感觉；在强光下看东西，会感到疼痛难忍，也会不自觉地流眼泪。

　　患上红眼病的孩子的眼睛会不停地有分泌物流出，而且特别黏稠，甚至会导致孩子都睁不开眼睛。因此，家长要定时用干净的水为孩子清洗眼睛。

红眼病怎么治疗

红眼病一般不影响视力，但如果不及时治疗，有可能发展成慢性结膜炎。新生儿如果出现红眼病的症状，家长一定要立即带孩子去医院，以免给孩子的视力造成永久性伤害。

①治疗以滴眼药水为主。常用的抗生素眼药水有盐酸洛美沙星眼药水，托百士眼药水，0.1%利福平、10%~20%磺胺醋酰钠、0.3%氟哌酸、0.25%氯霉素眼药水；抗病毒眼药水有0.1%病毒唑眼药水，0.1%无环鸟苷眼药水等。

②孩子每天入睡前可涂抗生素眼膏，如环丙沙星、金霉素或四环素眼药膏。

③孩子的毛巾、衣物要及时消毒。如通过暴晒、热水烫和用消毒液浸泡等方式彻底杀灭病原体，以防孩子重复感染或传染他人。

④孩子在治疗的同时，要少吃些辛辣、上火食物，以免加重病情。

⑤定时冲洗眼睛。由于结膜囊内分泌物聚集容易磨损角膜，积聚病原微生物，因此，孩子每天早晚可用生理盐水或2%硼酸水冲洗自己的结膜囊2~3次，及时擦洗、清除眼内外的分泌物，以便增强药物治疗的疗效；在疾病症状完全消失后仍需继续用药一周，防止复发。

红眼病的护理

红眼病有如此强的传染力，为防止其损害孩子的健康，家长必须做到以下五个方面。

①给孩子清洗眼睛时不要用硬布去擦眼，不要碰及孩子的黑眼珠(角膜)，须用柔软的、彻底杀灭病原体的纱布蘸取生理盐水或凉开水充分湿润孩子的眼睛后再轻轻擦去眼睫毛上的分泌物。

②为了避免眼内(结膜囊内)温度增高，给细菌带来大量繁殖的机会，不要热敷，反而要保持孩子眼睛的凉爽，也不宜给孩子戴眼罩。

③孩子得病后要居家隔离，家人的洗脸水、脸盆、毛巾、手帕等也要分开；及时消毒孩子的用具、玩具、房间；给孩子洗眼、上药后，家长要用肥皂洗手2~3次，才能接触其他物品。

④不要带孩子去泳池。此时，带孩子到泳池游泳，不仅可能把病原体传播给别人，还会使孩子的病情加重，因为泳池不可能随时消毒，如果泳池水中有病原体，会造成重复感染。

⑤不要带孩子到他人家里串门做客或人流量大的场所；也不宜邀请他人来自家做客。

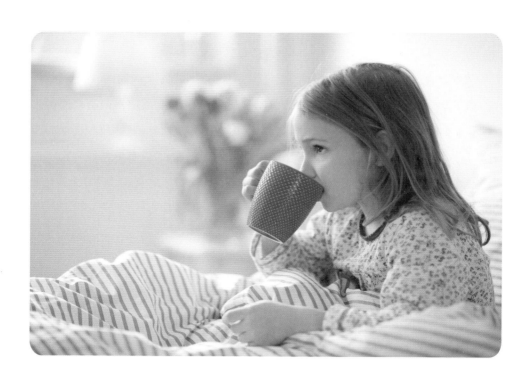

先天性上睑下垂

什么是先天性上睑下垂

先天性上睑下垂是由于提上睑肌发育薄弱、残缺或其支配神经及神经核先天发育不全导致上眼睑部分或完全性下垂遮挡瞳孔。可单眼或双眼发病，轻者影响外观，给孩子的心理、性格发育造成不良影响；重者会遮挡瞳孔，影响视觉发育而导致形觉剥夺性弱视（往往同时合并屈光不正），特别是单眼发病患者，其弱视的程度更深、更难矫治。因此，患有先天性上睑下垂的孩子需要在视觉发育关键期内积极接受手术治疗以防形成弱视等。

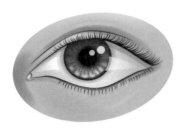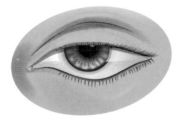

正常人双眼平视时上眼睑位于角膜缘下1~2毫米处，如果上眼睑低于这一位置，通俗地说就是"上眼皮遮盖得多了"，则可诊断为上睑下垂。先天性上睑下垂的发病机制主要是由于孩子先天性肌肉力量发育不良所致。

先天性上睑下垂的危害

先天性上睑下垂除了影响美观外，还会遮盖视轴，影响孩子的日常生活。对于孩子来说，视轴被遮盖则会引起弱视。虽然先天性上睑下垂在孩子中引起弱视的概率并不是很高，在上眼睑未完全遮盖瞳孔的情况下，弱视的发病率仅有10%，但由于弱视的后期治疗较为复杂，因此先天性上睑下垂依然要引起家长的充分重视。

先天性上睑下垂的治疗

先天性上睑下垂只能通过手术矫正。

①重度先天性上睑下垂患者必须及早通过手术矫正，以免对孩子的视觉发育造成影响。

②轻、中度先天性上睑下垂且双眼程度相似，未遮盖瞳孔的患者一般不会出现弱视，可适当延迟手术时间，或等成年后再手术。

随着年龄的增长，孩子的提上睑肌还在部分发育，会使上睑下垂的症状减轻，因此家长可以将手术安排在孩子3~5岁时进行。手术前可以采取一些保守治疗避免发生弱视。另外，如果孩子的心理健康因其受到严重影响，家长也可适当将手术时间提前。

治疗先天性上睑下垂的主要分为两类。

①不完全性上睑下垂：可以做提上睑肌加强手术，包括提上睑肌缩短术、提上睑肌折叠术、提上睑肌前徙术等。

②完全性上睑下垂：自身提上睑肌已不具备运动功能，只能借助额肌完成提睑运动，该类手术包括替代物悬吊术、额肌瓣悬吊术等。

孩子在术后要多吃富含维生素、蛋白质的食物，不要吃辛辣刺激性食物；术后1~3月内尽可能减少户外运动，以免眼睛受到外力撞击；外出时戴上护目镜，以免异物进入眼睛。

门诊随访在手术后每1~2周进行1次，主要检查有无感染和暴露性角膜炎迹象。此外，眼睑内翻倒睫、结膜脱垂也会造成眼表损害。眼睑运动能力和闭目情况会在术后1~3月内出现明显改善，家长可以酌情延长复诊时间，至孩子睡觉时不暴露角膜为止，或在医生指导下进行复诊。合并弱视的孩子，还要继续门诊随访，治疗弱视。

儿童青光眼

儿童患青光眼后，通常会出现头痛眼胀、视力下降、虹视和恶心呕吐等症状，严重影响身体健康及学习、生活。但是很多家长对青光眼缺乏认识和了解，连孩子生病都不能及时发现，更不用说让孩子接受治疗了，这也导致近年来儿童青光眼的发病率越来越高。家长平时一定要多观察孩子的健康状况，一旦发现孩子有以下几种症状，则应警惕儿童青光眼的发生。

①头痛眼胀。青光眼在早期通常会使眼压急剧上升，继而刺激三叉神经末梢，使三叉神经分布的区域产生剧烈的疼痛，因此患有青光眼的孩子通常会在患病后出现头痛及眼睛胀痛等症状。

②视力下降。眼压急剧上升会损害视神经，因此患有青光眼的孩子在患病早期经常会出现夜间视力下降或雾视的症状，不过这些症状可在次日晨起后消失，故而极容易被家长忽视。

③虹视。眼压急剧上升会影响眼内的体液循环，继而诱发角膜水肿，使折光发生改变，以至于孩子在注视日光或灯光时常会感觉光的外圈有橙红色的光圈，内圈则呈现出紫蓝色，中间还夹杂着绿色的彩环。孩子的这种感觉可在眼压恢复后消失。这种虹视的症状通常被作为判断儿童青光眼的依据之一。

④恶心呕吐。眼压急剧上升还会使孩子的迷走神经及呕吐神经处于持续兴奋的状态，继而引发恶心呕吐的症状。

因此，家长平时应注意观察和留意孩子的健康，若发现孩子有以上几种症状，应尽快带其就医检查，以免影响孩子的眼睛健康。另外，家长应定期带孩子做全面的眼科检查，以有效降低青光眼的危害。

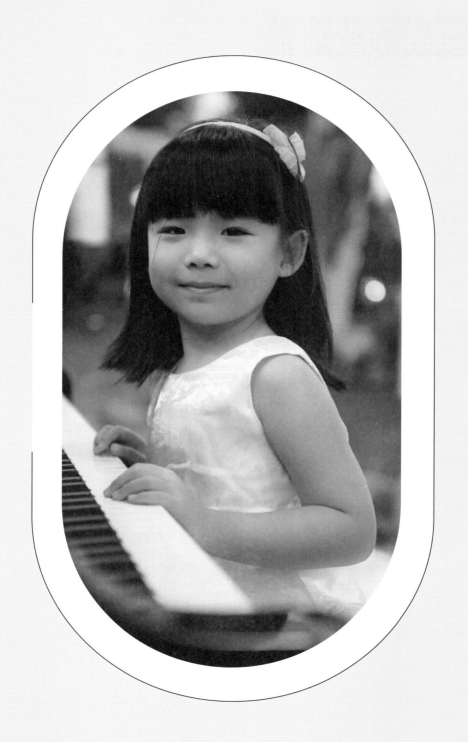

PART 6

家长必须掌握的
眼科常识

如何根据眼睛分泌物的状况来辨别孩子是否患有眼部疾病？如何给孩子做定期筛查？如何给孩子挑选护眼灯？如何给孩子选择眼镜？对于这些问题，本章将为你一一解答。

不要小瞧了眼睛分泌物，
通过它可辨 多种眼病

　　正常人在晨起或早晨洗脸时，会发现眼角处有少量的分泌物存在，这与夜间睡觉时眼睑运动减少、泪液分泌减少且排出迟缓有关。正常人的眼睛分泌物主要来自泪腺、睑板腺、眼表细胞分泌的黏液及脱落的眼表上皮细胞等。它不仅会影响我们的形象，还是眼睛健康的晴雨表。一般来说，正常的眼睛分泌物是干燥的小颗粒状，量少、不黏，也不会引起眼部不适。如果哪一天早上醒来，发现眼睛分泌物糊满双眼，用力也睁不开眼皮，八成是眼病作祟了。

　　孩子的眼睛分泌物不正常，再伴有眼红、不适等症状，家长就要注意孩子是否患有以下这些眼病。

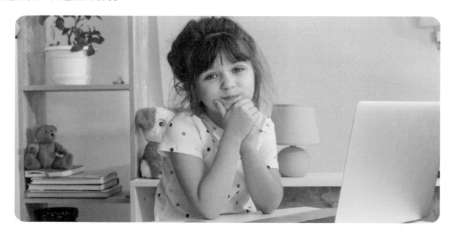

过敏性结膜炎

　　过敏性结膜炎多由季节或接触花粉、尘螨、眼外伤真菌感染引起。其症状包括眼睛痒、畏光、流泪、有灼热感、分泌物增加等。出现过敏性结膜炎的孩子一定要及时到医院检查过敏史和过敏原，严格遵照医嘱，进行相关药物治疗。此外，对于预防过敏性结膜炎来说，注重个人卫生习惯，如勤换枕巾、被单，避免接触花粉等易引发过敏的过敏原等也是非常重要的。

细菌性结膜炎

平常不注意个人卫生又爱揉眼睛的人很容易患上细菌性结膜炎。患上细菌性结膜炎后，眼睛分泌物会明显增多，甚至还会出现脓性分泌物的现象，并伴有眼角痒、眼睑红肿等症状。只要保证眼部的日常清洁与卫生，通过含抗生素的滴眼液或口服抗生素治疗，几日后症状就会缓解、减轻。

病毒性结膜炎

病毒性结膜炎是由多种病毒感染引起的，具有较强的传染性。除了眼睛分泌物增多外，病毒性结膜炎的症状还包括明显的眼部红血丝、畏光反应和眼部异物感。出现病毒性结膜炎的孩子要及时就医。

泪囊炎

泪囊炎是鼻泪管堵塞，泪液和细菌留在泪囊，导致细菌繁殖，引起继发性感染所致。症状表现为眼屎多，可伴眼睛不由自主地流泪，挤压泪囊区往往有脓性分泌物流出。泪囊炎患者若长时间得不到有效治疗，可出现角膜炎、角膜白斑，进而出现视力明显下降或弱视，还有可能出现泪囊周围组织发炎，或形成泪囊瘘。因此，眼部出现不适的孩子需及时就医检查。

倒睫

有些人会因皮肤松弛等原因而出现眼部肌肉痉挛性内翻，从而导致倒睫。倒睫发生时，睫毛刺激眼球使眼屎增多，且呈黏液状。因此，出现倒睫情况的孩子应到医院让医生用电解毛囊法破坏倒睫处的毛囊；如果孩子倒睫多，同时有眼睑内翻，应进行矫正手术治疗。

定期给孩子的眼睛做 筛查

预防大于治疗，早防早控

2018年中国儿童青少年近视调查结果显示，儿童青少年总体筛查性近视率为53.6%，其中6岁儿童、小学生、初中生、高中生分别为14.5%、36.0%、71.6%、81.0%，其中高三年级学生高度近视在近视总数中的占比达到21.9%。

为有效控制我国儿童青少年近视发病率，国家卫计委、教育部、体育总局联合发文，要求采取早期发现、科学教育等措施，加强儿童青少年近视防控。

有些家长怕带孩子筛查视力，认为一旦查出视力问题就要给孩子戴眼镜，而眼镜只要"戴了就摘不下来"或者"越戴度数越大"，事实上，这是家长不应抱有的想法。孩子若是假性近视，家长没有发现或没有采取有效的方法，就会使假性近视演变为真性近视；如果孩子已经患有近视，家长没有为其配戴合适的眼镜，孩子只能长期眯着眼睛，这无疑会加重视力疲劳，导致近视的加深。

定期为孩子检查视力非常有必要

①孩子如果在小学阶段就近视了，保守估算，其近视度数每年都会增加。

②如果孩子继续用眼不当，过度使用电子产品的话，其近视度数的增长速度会加快。

③孩子处于发育期，生长速度快，眼轴长度也易受影响。眼轴增长过快也会造成视力问题。

④很多眼部疾病是有治疗黄金期的，早发现早治疗可以收到事半功倍的效果。

合适的筛查时间

有的国家规定孩子在出生的2~4周、2~3月、6~7月、3~5岁都要进行一次视力筛查。而在国内，由于一些家长忽视了定期为孩子筛查视力的重要性，有的孩子在被确诊为眼疾时已进入学龄期，结果耽误了治疗。

孩子出生满1个月后应该进行一次常规的眼部筛查，之后每半年筛查一次；2岁时应做一次全面的眼科筛查，之后每半年进行一次常规的眼部筛查。

孩子出生满1个月后就可以检查出是否患有病理性近视、斜视、白内障、青光眼、视网膜母细胞瘤等疾病。尽早发现眼睛的先天疾患就可以尽早干预治疗。有些先天性的眼睛疾患是可以治愈的。例如，患有先天性白内障的孩子，瞳孔呈白色（正常瞳孔为黑色），光线很难进入眼内。如果不能尽早手术，将会造成严重弱视，而早期发现就可以早期实施相关治疗。

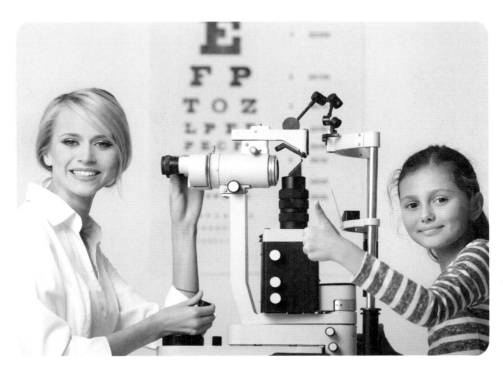

早见光 的宝宝更聪慧

适宜的光刺激利于宝宝身心发展

"月子里的宝宝怕见光！"基于这句"老人言"，新添了宝宝的家庭总是很细心地把房间弄得暗暗的，生怕光亮"刺坏"了宝宝的眼睛。其实，"暗淡无光"的日子才是宝宝最讨厌的。

感知觉出现早、发展快，在婴幼儿时期已达到成人水平，而视觉又是感知觉中的重要组成部分。从小生活在适宜的视觉刺激环境中，能为他们的知觉和认知发展打下良好的基础。

对新生儿而言，离开阴暗的子宫，来到光明绚丽的世界，"光"是相当大的冲击，眼睛将为他们提供外界70%~80%的信息，因此，视觉潜在能力发掘得越早，越有利于他们智力的发展。

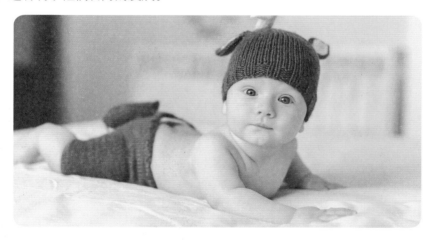

婴儿的视觉系统成熟非常快

在出生后的前几个月里，宝宝的视觉系统成熟非常快：

①3个月时，宝宝眼睛的聚焦就已接近成人；6个月时，宝宝视敏度（视力）相

当于成人的20％；到2岁时，宝宝的视觉水平已接近成人。

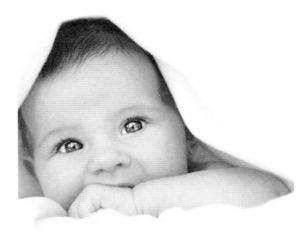

②宝宝眼睛的搜索和跟踪能力发展也很快，1个月时，就可以以一种平稳的眼动追踪一个移动较慢的物体。6个月时，这种能力就相当发达了。

③宝宝的颜色知觉能力发展也很迅速，6个月时，就可以分辨彩色和非彩色了。

出生后的前几个月，是宝宝视觉发育至关重要的时期。如果眼睛得不到足够的刺激满足，宝宝视力的正常发展可能会受到严重影响。

家长应让宝宝多见光，多看五颜六色的东西，使宝宝视觉受到适当的光和色的刺激，以提高宝宝视觉的灵敏度；让宝宝感觉到白天亮、晚上暗，开灯亮、关灯暗，有利于建立条件反射，使宝宝养成天暗了、关灯了要睡觉，天亮了可睁开眼看看、玩玩的习惯。当然也不能为了训练宝宝而把房间的光线调整得过亮，房间的亮度大致控制在成人感觉柔和、舒适的范围内就可以了。

关于宝宝的秘密

①宝宝喜欢看明暗对比鲜明或颜色对比鲜明的图像，不喜欢空白无条纹、无明度对比和单色的图像。实际上，他们喜欢看那些他们能看清的东西。

②3个月的宝宝非常喜欢看人的面孔，当然，漂亮的脸蛋是他们的主要"观察对象"，而那些五官不整的面孔则会把他们吓哭。

③3个月的宝宝对人的面孔已形成清晰的印象。他们熟悉人的面孔后，就会显示出一种对人的肯定、接受的明确态度。

近视矫正手术 的相关常识

近视矫正手术安全吗

　　近视矫正手术是通过手术方式改变眼睛的屈光度，主要分为激光角膜屈光手术和人工晶状体植入术。近视矫正手术需要严格按照各类手术的禁忌症和适应症进行筛查和实施，主要适用于 18 岁以上度数稳定的近视患者。做近视眼矫正手术 ，一定要选择有实力、有口碑、价格公正、透明度高的大型正规医院，还要考察医院开展近视治疗的时间和成熟程度等，总之要多方面综合考量。

激光手术需要满足以下条件才可以做

　　①患者本人有摘镜愿望，对手术效果有合理的期望值。

　　②年龄 ≥ 18 周岁（除特殊情况，如择业要求、高度屈光参差、角膜疾病需要激光治疗等）；术前在充分理解的基础上，患者本人及家属须共同签署知情同意书。

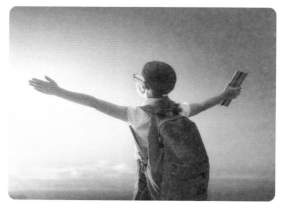

　　③屈光状态基本稳定（每年近视屈光度数增长不超过 0.50D）时间 ≥ 2 年。

　　④屈光度数：近视 ≤ — 12.00D，散光 ≤ 6.00D，远视 ≤ +6.00D。采用仅以飞秒激光完成角膜基质微透镜并取出术式者，其矫正屈光度数球镜与柱镜之和 ≤ — 10.00D。使用各种激光设备矫正屈光不正度数范围应在中国食品药品管理局批准的范围内。

术后常见问题

○ 术后会出现眼干吗?

会的。首先,严重眼干燥症患者是不能做近视矫正手术的,这类患者做了手术后势必会加重眼干燥症病情。

其次,无眼干燥症近视患者在近视矫正手术术后初期,由于眼睛部分神经还未完全修复,对泪膜有一定影响,所以会觉得有点眼干,视觉模糊,这个是术后的正常状态,患者不用太担心。但是患者一定要遵照医生开的药单,按时按量地点药,人工泪液可以有效地缓解眼睛干涩的症状,帮助角膜尽快恢复,因此,术后眼干的情况不会持续太久。

○ 术后有可能出现眩光、夜视力下降的症状吗?

无论是否进行过近视矫正手术,人的瞳孔在夜间都会放大,因此夜间视力比白天差,这是正常的。对于接受近视矫正手术的患者来说,瞳孔越大,术后出现眩光的可能性就越大。

○ 术后出现畏光是怎么回事?

畏光的出现是因为近视矫正手术后角膜未完全恢复造成的。每位患者的眼部敏感程度不同,其畏光程度也会不同,一定程度的畏光属于正常现象,一般会在一周后消失。患者在术后一个月内白天出门时,如果紫外线较强,则需要使用偏光镜或专门的术后防护镜来保护眼睛。

○ 术后视力会不会反弹?

一般来说,只要患者年龄足够、近视度数稳定、视网膜无病变,在正规医院经过专业手术治疗,术后注意用眼卫生,避免眼轴进一步变长,近视大多不会再次发生。但确实有少数患者会出现近视回退的症状。

术后护理

在准分子激光原地角膜消除术和准分子激光上皮下角膜磨镶术后，医院会为患者配戴一个眼罩。晶体植入术后，患者可能需要用纱布遮盖眼睛，注意不要用手碰触眼罩和纱布；术后前1~3天需要戴着眼罩睡觉，以保护术眼。准分子激光上皮下角膜磨镶术后，医生会在术眼置入隐形眼镜，患者不可自行取出，等复诊时由医生取出。

手术后的几个小时内，患者可能会出现流泪、畏光、眼内异物感等症状，此时应待眼泪流出后在脸上擦眼泪，千万不要用纸巾或毛巾直接擦拭眼部。患者应尽量闭眼休息，不要用力转动眼球或揉眼。多数患者的眼部不适在一天内即可缓解，准分子激光原地角膜消除术术后眼部不适的时间会长一些，患者不要过于紧张。

有些患者在术后可能会出现白眼球变红的症状，这是术后的正常现象，其轻重程度和时间长短因人而异，结膜下出血在一般2~3周即可自然消散，请不要过于担忧。

患者术后需要按医嘱用药，以达到稳定手术效果的目的；避免眼睛外伤，防止异物进入眼内；洗脸、洗头时尽量避免将水溅入眼内；一周内不要进行眼部化妆。

部分患者术后会出现眩光、光晕等症状，因此不要在晚上开车。这些症状一般过几个月就会自行好转。

患者术后一个月内应避免激烈的体育运动，就可以参加一般的体育活动和使用一般的健身器械进行锻炼，只要注意避免碰到眼睛即可。患者术后一个月内不要游泳，3个月后可戴泳镜游泳。

患者术后一周内禁食辛辣刺激的食物，如辣椒、生姜、生葱、大蒜、洋葱、花椒等；应尽量避免海鲜等高蛋白易过敏的食物，以免影响全身的体质；要摄入充足的蛋白质、维生素A、B族维生素，还要适当补充一些微量元素及一些胶原类。此外，患者应尽量避免吸烟喝酒。

护眼灯 有用吗

护眼灯可以减少眼睛疲劳感，但不可以预防近视。如果长时间目不转睛地看书，即使使用护眼灯，还是会近视。

护眼灯和普通台灯的区别

普通台灯在交流电状态下正常工作的时候，每秒会发生闪烁100次左右。对于这样的频率，人眼是看不出来的。但是孩子在普通台灯下时间一长，再加上不注意用眼卫生，就极容易发生近视。而护眼灯无可视频闪，无眩光，光线柔和均匀，可智能增减调节桌面照度，有利于保护视力。

护眼灯的作用

①减少闪烁频率，亮度稳定，让眼睛不易感到疲劳。
②发光面积大，不易产生对视力有害的眩光及大面积阴影。
③瞬时亮点，点亮后安静无噪声。
④光色柔和，可以模拟上午 10 点的太阳光色。

如何挑选护眼灯

挑选护眼灯时需重点考虑频闪问题。

检测频闪的简易方法：打开手机拍摄模式，对准护眼灯光源，观察手机屏幕上是否出现频繁波动的黑色阴影，如果出现则说明该台灯的频闪高，反之则说明频闪低，适合选用。

检验亮度的简易方法：注视光源10~20秒，然后转头看墙，如果看到墙上出现光源的影子，则说明灯光过亮，需要适当降低灯光亮度，直至墙上刚好不再出现光的源影子为止。

儿童配戴隐形眼镜 注意事项

　　角膜接触镜，也被称为隐形眼镜，可以直接贴附在角膜的泪液层上，它与人眼生理相容，能够达到矫正视力的目的。

　　角膜接触镜的矫正原理与框架眼镜的矫正原理基本相同，不同的是，由于角膜接触镜是与角膜直接接触的，所以镜片到达角膜顶点的距离有所缩短，减少了框架眼镜所致成像放大率的问题，能够消除框架眼镜的三棱镜作用，消除斜向散光，减小双眼视网膜像差，使用起来也更加安全、方便、美观。

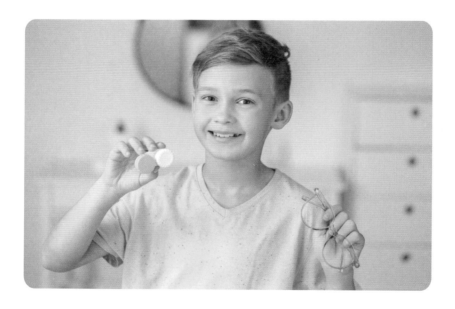

　　目前市面上的角膜接触镜主要分为硬镜和软镜。由于材料不同，它们的特点和适用人群也不同。

　　硬性透气性角膜接触镜由质地较硬的疏水材料制成，简称RGP，一般适合日间使用，对使用人群的年龄并无太多限制，尤其适合高度近视等眼病的患者。经国内外眼科专家多年临床验证：硬性透气性角膜接触镜对青少年真性近视、高度近视、高度散光、圆锥角膜矫正都有着显著的效果。

角膜塑形镜归属硬性透气性角膜接触镜，是一种特殊设计的高透氧性硬镜，又称OK镜。普通的RGP镜片用于矫正视力，而塑形镜则用于"矫形"，也就是通过改变角膜几何形态来提高视力，减缓近视的快速下降。这种镜片仅需晚上使用即可，一般适合8岁以上、符合角膜塑形镜配戴适应症的近视人群使用，可以延缓近视的恶化。

软镜是指普通隐形眼镜，一般由含水的高分子化合物制成。它的透氧性与材料的含水量和镜片厚度有关，更换方式有传统型、定期更换型和抛弃型，是目前成人的首选。当然，最近出现的抛弃型离焦软镜也是近视儿童延缓近视的不错选择。

无论是硬镜还是软镜，都是直接与角膜接触的。非专业操作或操作不当都容易导致角膜损伤或感染等并发症，尤其是硬镜，属于三级医疗器械，必须在医院医师的指导下配戴。即使是比较容易购买到的软镜也应在排除相关禁忌症后再到专业的机构进行验光、配镜，千万不要仅仅因为外观好看而随意购买，错误的配镜方式会给孩子带来难以想象的严重后果。

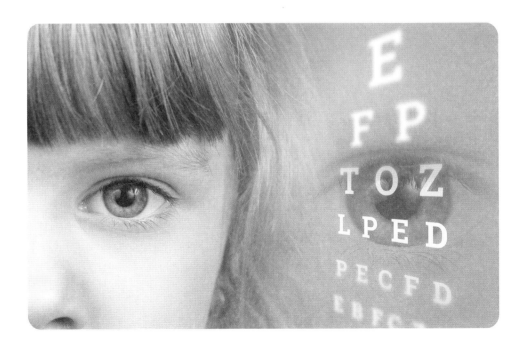

孩子爱眨眼 是怎么回事

正常情况下，成人每分钟大概眨眼12次，专注时眨眼频率会变低。成人的眨眼频率会快于婴儿，婴儿每分钟大概眨眼6次，学龄前儿童每分钟大概眨眼8次。眨眼是一种正常的生理反射动作，起到保护眼球的作用。因为眼睛眨动时，能分泌出一些泪液，对眼球起到冲刷灰尘和润湿的作用。

眨眼还可起到挡板作用，当小虫子或小石子靠近时，眼睛会自动闭上，防止其攻击眼球。有时候光线过强，瞬间闭眼可以阻断光线，减少光线对眼部的刺激，让眼睛得到休息。

此外，眨眼能起一定的调焦作用。眼睛长时间注视某件物体后，会出现疲劳现象，如眼睛干涩、视物模糊，大多数人此时会反射性地眨眼，以重新聚焦，看清物体。

但是，如果孩子频繁眨眼，则可能是一个病因较为复杂的眼科常见病。其常见病因主要有以下几个方面。

○ 眼表异常

眼表各结构的异常是引起孩子眨眼次数增多的主要原因，如结膜角膜病变(结膜炎、结膜结石、浅点状角膜炎)，睑缘疾病(倒睫、睑板腺囊肿)，泪膜稳定性异常。

○ 屈光异常

屈光不正的孩子经常处于调节紊乱状态，易产生视疲劳、眼部发痒、干涩等症状。为此，孩子会通过频繁眨眼来尽可能改变其视物模糊和视疲劳的状态。

○ 视频终端综合征

视频影像变化速度快，画面闪烁，加上孩子视觉发育不够完美，长时间看电视可引起视觉高级中枢平衡抑制的超兴奋，进而产生一种反射性防卫反应。另外，长时间使用电子产品的人会出现不同程度的眼部不适及视疲劳症状，儿童的表现比成人更为明显，且以频繁瞬目为主要表现。

○ 神经系统疾患

瞬目反射不仅能体现出三叉神经、面神经的病变，而且能体现出脑干功能性障碍。因此眼部检查基本正常，但伴有挤眉、皱额、吸鼻、咧嘴、注意力分散、多动、自我控制力差等表现的孩子，应到神经内科就诊以排除可能的神经系统疾患。

○ 儿童抽动症

儿童抽动症的具体表现是多组肌群不自主抽动，其在眼部的主要表现是频繁眨眼或不自主眨眼，还可伴有颈、肩、上肢等多部位抽动。一些儿童抽动症患者可因别人的暗示、训斥，或注意力过分集中而加重抽动反应。

○ 其他

长期挑食、饮食无规律的孩子会因为营养摄入不足或不均衡而出现体内营养特别是维生素和微量元素的缺乏，这可以引起神经肌肉的应激性增加，出现神经功能紊乱，从而导致频繁眨眼。

总之，孩子频繁眨眼是一个病因较为复杂，受眼部疾患、生理、药物、环境等多方面因素影响的常见病。出现频繁眨眼症状的孩子应及时到医院就诊，接受针对性的治疗。

预防电脑伤眼的 误区

误区一：电脑辐射特别大

防辐射这个概念被商家炒作得人尽皆知，其实电脑的辐射非常小，对人体和眼睛的危害也很小。另外，防辐射眼镜对眼睛的保护作用有限，最有力的证明就是我们使用电脑一段时间后还是会感到眼睛酸涩、发热甚至疼痛流泪。

误区二：防紫外线眼镜可以完全保护眼睛

紫外线确实会引起眼底细胞的损伤，但是眼睛的结膜和晶状体可以阻挡和吸收大部分紫外线，真正能够照射到眼底的紫外线很少。很多眼镜都可以过滤紫外线，可是我们戴着这些眼镜使用电脑，时间稍长，还是会出现眼睛酸涩、发热甚至疼痛等不舒服的症状。因此，防紫外线眼镜不能完全保护眼睛。

误区三：调暗电脑背景光可以减少对眼睛的伤害

调暗电脑背景光虽然能够减轻亮光对眼睛的刺激，但是无法降低蓝光对眼睛的刺激，因此使用电脑的时间稍长，孩子还是会出现各种眼部不适。

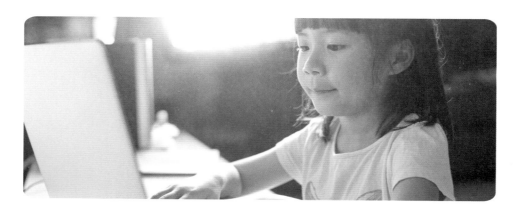

色盲和色弱

色盲和色弱一样，都是色觉异常的表现，通常与遗传性疾病有关，因后天原因引起色觉异常的很少。

色盲和色弱虽然都是色觉异常的表现，但是本质上还是有区别的：

色盲，即辨色能力丧失，就是不能辨别色彩。色盲分为全色盲（较少见）、红色盲（第一色盲）、绿色盲（第二色盲）、蓝色盲（第三色盲）和全色反。红色盲和绿色盲被统称为红绿色盲，也是我们日常所说的色盲。

色弱，指辨别颜色的能力减弱，也就是说色弱的人能辨别所有的颜色，但辨认能力迟钝，或经过反复考虑才能辨认出来。色弱主要分为红色弱和绿色弱，还有蓝黄色弱。

色盲与色弱之间虽然有区别，但是它们之间也是有一定关系的。色弱有轻重之分，严重的色弱症状和轻微的色盲症状很相似，患者分辨颜色的能力都非常差；而轻度的色弱患者大多不需要治疗，他们对颜色有感觉，只是分辨的时候比较困难。色弱与色盲一样，男性患者多于女性患者。

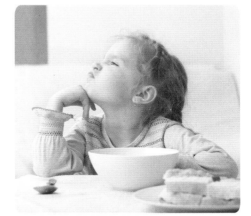

对于遗传性疾病引起的色盲和色弱，的确是没有办法治疗的。但是一些后天性因素引起的色盲和色弱，还是可以治疗的，尤其是色弱患者，千万不能主动放弃治疗。

眼药水 的使用误区

眼干燥症发病率升高，除与空气的污染、制冷空调的使用有关外，长期频繁滴用眼药水也是其发病的重要原因之一。如非医嘱，患者不宜擅自长期使用眼药水。

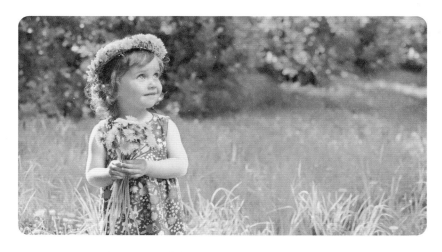

误区一：眼部不适就使用眼药水

长期伏案工作或使用电脑的人出现视疲劳或慢性结膜炎症状后，就马上使用眼药水缓解，这是错误的。因为长期不合理地用眼往往是产生上述不适的根源，并非细菌、病毒等感染所致。

因此，科学合理地使用眼睛，日常注意用眼卫生是防治眼部不适最根本的方法。当有视疲劳症状出现时，我们应减轻用眼负担，并保证充足睡眠，此时虽可适当滴用一些抗视疲劳的眼药水来缓解症状，但不可依赖该类眼药水。

误区二：眼药水能长期频繁使用

目前，无论处方性眼药水还是非处方性眼药水，大都含有防腐剂成分，而防腐剂对结膜杯状细胞具有损伤作用，长期使用可能会诱发眼干燥症。使用眼药水虽令人有瞬间的清爽感，但并不能改善眼部干涩症状，况且长期使用眼药水还产生依赖，进入恶性循环。

误区三：使用眼药水绝对安全

这个想法是错误的。长期使用眼药水除了会引起上述提到的眼干燥症外，还可导致激素性青光眼、非致病菌性角膜炎、结膜炎等，甚至会因药液中的某些成分而出现过敏反应，危及生命。如因某种眼病须使用眼药水，也一定要在眼科医生的指导下使用。

误区四：随意选用眼药水

不少人认为眼药水的成分都差不多，到药店选上一两种就可以。其实眼药水的种类很多，针对的症状也不同。而且，非专业人士无法根据症状判断原因，如眼睛发红的原因可以是结膜炎，也可以是角膜炎、角膜溃疡、结膜下出血、急性虹膜睫状体炎、急性青光眼等。因此，患者要在医生的指导下根据不同的症状和发病原因，来选用合适的眼药水。

误区五：随意存放眼药水

不少人会将使用过的眼药水随意放置，几个月后，感到眼睛又不舒服时，再找出眼药水往眼睛里滴两下。其实这样做是不对的。任何药物都有有效期，眼药水的有效期在其开封后就缩短为一个月。

另外，眼药水不能随意存放。将眼药水放在衣服口袋里、长期放在光照强烈的地方都是不对的。眼药水应密闭存放在阴凉处，有条件者可将其放在冰箱里冷藏，并请留意眼药水的保质时间。

儿童眼外伤的 急救护理

　　眼外伤是指机械性、物理性、化学性等因素直接作用于眼部，引起的眼结构和功能损害，是致盲的主要原因之一。儿童眼外伤可分为机械性眼外伤、化学物眼损伤、热烧伤和辐射性眼外伤等。

　　受伤后，儿童往往自觉症状轻微或不能正确表述症状。尤其是在出现单眼眼外伤的情况下，即使外伤眼视力完全丧失，孩子仍可用健眼视物，导致伤情不容易被家长察觉，从而延误了诊断和治疗。在众多眼外伤中，眼挫伤是最为常见的。

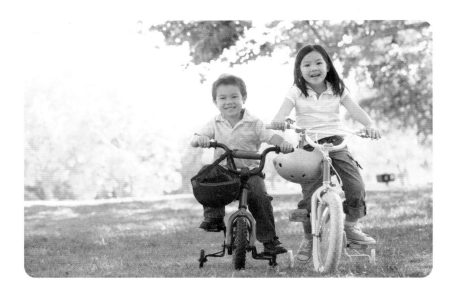

儿童眼外伤的急救方法

○ 眼部钝挫伤：不要立即热敷

　　如果是眼睑钝伤，孩子会出现眼睑肿胀、淤血等症状，家长千万不要立即热敷，以免加重皮下血肿。家长应先行冷敷，每天3~4次；孩子停止出血后48小时再行热敷，每天3~4 次，每次15分钟。若孩子出血的眼角有气肿现象，家长一定要提醒孩子不可擤鼻涕。如果伤及眼球，孩子的眼睛会出现疼痛、流泪、怕光等症状，家长应将干净的纱布盖在孩子受伤的眼睛上，然后立即送往医院。

○ 眼球穿通伤：不要强行拔出尖锐物

一旦孩子发生眼球穿通伤，家长不可自行采取任何措施，如用水冲洗伤眼或涂抹药物，应在伤眼处盖上干净的纱布后立即送医院急救；途中要安抚孩子的情绪，让其不要哭闹，也尽量不要转动眼球以减少眼内容物的涌出。

○ 化学药品溅入眼睛：马上用清水冲洗

化学药品一旦溅入眼睛，家长千万不要浪费任何时间，应马上用大量流动的清水为孩子冲洗眼睛和脸部。冲洗时，家长要让孩子尽量保持眼皮张开，避免水流直射眼睛，也不要让孩子擦眼睛。

冲洗完毕后，家长要用干净的棉布覆盖患眼，并进行简单包扎，以减少患眼的活动。如果有可能，家长应辨认出烧伤眼睛的化学药品，至少应告诉医生化学药品是湿的还是干的。

○ 眼异物伤：不能搓揉眼睛

一旦眼睛进入异物，如沙子、灰尘或小飞虫等，孩子就会出现不敢睁眼、怕光、流泪等现象。此时，家长要清除孩子眼中的异物，并告诉孩子不能揉眼睛。揉眼睛，不仅会阻挡异物排出，而且会擦破角膜上皮，使异物深深嵌进角膜，加重疼痛，还会把细菌带进眼里，引发角膜炎、角膜溃疡。另外，不适当的揉挤会使眼睛充血，结膜水肿。

异物进入孩子眼睛后，家长可用拇指和食指轻轻捏住孩子的上眼皮，向眼内轻吹，刺激眼睛流泪，将异物冲出；也可以先让孩子向上转动眼球，然后用手指轻轻扒开下眼皮寻找异物，要特别留意下眼皮与眼球交界处的皱褶处，此处易存留异物。假如没有发现异物，家长可翻开孩子的上眼皮进行寻找。找到异物用湿的棉签或干净手帕的一角将异物轻轻粘出。

儿童眼外伤重在预防

（1）家长要要根据孩子的年龄和性格来选购玩具。即使是男孩子，家长也不要购买投射性质的玩具，如飞镖、子弹枪等。

（2）家长要提醒孩子远离低矮的悬挂物，也不要在附近玩耍。

（3）家长要提醒孩子不要进入厨房或者接触滚热的餐具。家长要将油锅、汤锅、电饭锅等都放到孩子碰不到的地方。

（4）家长要提醒孩子警惕刀、针、筷子、铅笔等尖锐的物品，因为它们极易伤人。日常生活中，家长也要把刀、针、筷子、铅笔等尖锐的物品收藏起来，更不要让孩子拿着尖锐的物品来回跑。

（5）家长要提醒孩子在和小朋友打球、做游戏的过程中，注意保护自己和他人的眼睛，以防磕到或碰到。

（6）家长要不要留孩子一个人在家。

（7）外出时，家长要不要让孩子逗弄动物，以防被抓伤、啄伤等。

（8）燃放烟花爆竹时，家长要不要让孩子靠得太近，以免炸伤眼睛，更不要让孩子自己去燃放烟花爆竹。

（9）家长要把家里能引起化学性烧伤的物品收藏好，放到孩子拿不到的地方；更要提醒孩子不要玩弄强酸、强碱等腐蚀性强的化学物品。

附录 1
简单穴位按摩，保护视力

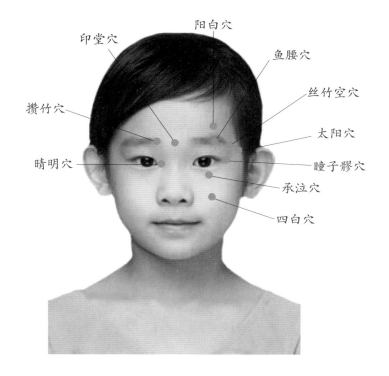

印堂穴
阳白穴
鱼腰穴
丝竹空穴
攒竹穴
太阳穴
晴明穴
瞳子髎穴
承泣穴
四白穴

印堂穴——安神护眼

按摩此穴可以起到安神定惊、醒脑开窍、宁心益智、疏风止痛、通经活络的功效。

【穴位定位】

该穴位位于两眉连线的中点。

【按摩方法】

用拇指弯曲的指节处或食指指腹按揉穴位处，以有特殊的酸痛感为度。

攒竹穴——不再眼肿

攒竹穴有活血通络、明目止痛的功效和作用。按摩此穴，不仅可以治疗眼睛肿胀，对急慢性结膜炎、视物不清、泪液过多等也有缓解作用。

【穴位定位】

该穴位位于面部，当眉头凹陷中，约在目内眦直上。

【按摩方法】

用两食指指腹或拇指指腹按压穴位，每侧（或双侧同时）各揉按1~3分钟。

鱼腰穴——缓解眼睛疼痛

按摩此穴可起到镇静安神、疏风通络的作用。

【穴位定位】

该穴位位于瞳孔直上，眉毛中间。

【按摩方法】

用拇指弯曲的指节处或食指指腹按揉穴位，以有特殊的酸痛感为度。

阳白穴——让眼睑回原位

按揉阳白穴可起到明目祛风的作用。经常按摩此穴，可有效缓解上眼皮下垂，还可治疗头痛、视物模糊、面部神经麻痹、眼睑瘙痒等。

【穴位定位】

该穴位位于前额部，当瞳孔直上，眉上1寸。

【按摩方法】

用拇指弯曲的指节处或食指指腹按揉穴位，以有特殊的酸痛感为度。

丝竹空穴——缓解眼睛疼痛

轻轻指压此穴就能够有效地治疗目赤肿痛、眼球充血等症状。

【穴位定位】

该穴位位于眉梢凹陷处。

【按摩方法】

用双手食指指腹用力垂直揉按丝竹空穴1~3分钟。

瞳子髎穴——让眼肌放松

揉按瞳子髎穴可以治疗目赤肿痛、结膜炎、青光眼等多种眼部疾病。此外，揉按该穴还可治疗头痛、三叉神经痛等。

【穴位定位】

该穴位位于面部，目外眦旁0.5寸，当眶骨外缘凹陷处。

【按摩方法】

用双手食指指腹用力垂直揉按瞳子髎穴1~3分钟。

承泣穴——不再泪流不止

按摩承泣穴，不仅对经常眼泪失控症状有很好的调理作用，还可以治疗许多眼科疾病，如近视、夜盲、青光眼、结膜炎等。

【穴位定位】

该穴位位于面部，瞳孔直下，当眶下孔凹陷处。

【按摩方法】

双手食指伸直，用食指指腹同时揉按左右穴位，每次1~3分钟。

四白穴——养眼明目

该穴又叫美容穴，具有疏经活络、养眼明目的功效。按摩此穴可以缓解眼部疲劳、眼花、黑眼圈等症状。

【穴位定位】

该穴位位于眼眶下方的凹陷处。

【按摩方法】

按揉此穴时，手指不可移动，按揉面不要太大，沿顺时针、逆时针方向各揉动8圈，反复4~8次即可。

睛明穴——消除疲劳

"明"有光明之意，所以按揉此穴可起到降温除浊、清热明目、开窍守神的作用，能改善眼睛易流泪、头痛目眩、降低眼压、消除疲劳等。

【穴位定位】

该穴位位于目内眦角上方凹陷处。

【按摩方法】

用双手食指指腹用力垂直揉按睛明穴1~3分钟。

太阳穴——缓解眼疲劳

按摩太阳穴不仅能够解除疲劳、振奋精神、止痛醒脑，还有利于集中注意力。

【穴位定位】

鬓角前，眉梢后的凹陷处就是太阳穴。

【按摩方法】

按摩此穴时最好用手掌。将手掌搓热后贴于太阳穴上，稍稍用力，沿顺时针、逆时针方向各转揉10~20次。

风池穴——安神护眼

按揉此穴可以消除黑眼圈，减少眼部压力，改善颈部僵硬，消除肩膀酸痛、偏头痛等。

【穴位定位】

该穴位位于后脑勺下方颈窝的两侧（从颈窝往外量约两个拇指的位置）。

【按摩方法】

用双手手指螺纹面紧按风池穴，用力旋转按揉几下，随后按揉脑后30次左右，以有酸胀感为宜。

神门穴——能让人聚精会神

神门穴是人体精气的进入之处，具有安神、宁心、通络的功效。按摩此穴，对瞳孔散大有很好的疗效，还可辅助治疗心悸、心绞痛、失眠等疾病。

【穴位定位】

该穴位位于腕掌侧横纹尺侧端，尺侧腕屈肌腱的桡侧凹陷处。

【按摩方法】

弯曲拇指，以指甲尖垂直掐按此穴，每日早晚左右手各按3~5分钟，先左后右。

青灵穴——让眼睛不再发黄

青灵穴有理气止痛、宽胸宁心的功效。经常拍打、按揉此穴，不仅可以治疗眼睛发黄，而且对神经性头痛、心绞痛等也有很好的调理作用。

【穴位定位】

该穴位位于臂内侧，在极泉穴与少海穴的连线上，肘横纹上3寸，肱二头肌的尺侧缘。

【按摩方法】

将拇指之外的四指放于臂下，轻托手臂，用拇指指腹揉按此穴。

解溪穴——不再做红眼人

解溪穴具有通络祛火、消炎止痛的功效。按摩此穴，不仅可以治疗眼睛发红、心情烦躁，对头痛、眩晕等也有很好的调理作用。

【穴位定位】

该穴位位于在足背与小腿交界处的横纹中央凹陷中，当拇长伸肌腱与趾长伸肌腱间。

【按摩方法】

用食指或拇指向内施力按压此穴，每天早晚各按一次，每次1~3分钟。

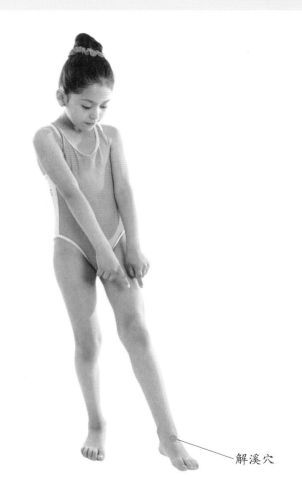

解溪穴

附录2
一些保护视力的食疗方

水果拌饭

【材料】

粳米150克，草莓、猕猴桃、香蕉、芒果适量

【做法】

1.粳米用水淘洗干净；草莓去蒂，洗净切丁；猕猴桃、香蕉、芒果均去皮，切丁。

2.锅内注入适量清水，倒入粳米烧开，煮至七成熟时，放入各式水果丁，煮熟拌匀即可。

海鲜炖饭

【材料】

粳米、虾仁、蛤蜊、黄瓜丁适量，奶油、蒜末、洋葱末、高汤适量

【做法】

1.粳米泡好后捞出，虾仁洗净切丁；蛤蜊泡水吐沙。

2.奶油入锅，加入蒜末、洋葱末炒软，加高汤、蛤蜊和虾仁，炒匀后捞出。

3.原油锅加入高汤、粳米，炒至汤汁收干，加入黄瓜丁和海鲜料，焖煮至熟即可。

奶汁三文鱼炖饭

【材料】

三文鱼200克，米150克，洋葱50克，西蓝花30克，牛奶、高汤各200毫升

【做法】

1.米洗净，沥干；洋葱洗净，切碎；三文鱼收拾干净，切碎；西蓝花洗净，切小朵。

2.起油锅，爆香洋葱，放入三文鱼稍炒，加入米、牛奶和高汤，用小火炖煮至熟软。

3.加入西蓝花，炖煮至汤汁收干即可。

红豆小米羹

【材料】

红豆35克，小米15克，冰糖适量

【做法】

1.将小米洗好，红豆泡开备用；锅中加入约800毫升清水烧开，将泡好的红豆倒入锅中，在锅中加入洗净的小米，搅拌均匀。

2.盖上锅盖，转小火煮约40分钟，揭盖，将冰糖倒入，轻搅均匀，煮至冰糖完全溶化，将煮好的甜羹盛出即可。

玉米煎饼

【材料】

玉米面250克，蛋液50克，鲜奶120毫升，中筋面粉150克，食油、白糖适量

【做法】

1.钢盆洗净，放入玉米面、蛋液拌匀，再倒入鲜奶和中筋面粉，调成面糊。

2.平底锅烧热，改小火，锅底抹上少许食油，倒入适当的面糊煎至金黄色，再翻面煎1分钟。

3.其余面糊依次舀入，煎成饼，码放盘中即可。

黑豆猪皮汤

【材料】

黑豆50克，猪皮200克，红枣（去核）10粒，盐、鸡精适量

【做法】

1.猪皮刮洗干净，入开水氽烫后，切块。

2.黑豆、红枣分别用清水洗净，放入砂煲内，加适量清水，煲至豆烂，再加猪皮煲半小时，调味即可。

胡萝卜豆浆

【材料】

黄豆50克，胡萝卜30克

【做法】

1.黄豆加水泡至变软，洗净；胡萝卜洗净，切成黄豆大小。

2.将黄豆和胡萝卜倒入豆浆机中，加水搅打成浆，煮沸后滤出豆浆，装杯饮用即可。

核桃豆浆

【材料】

黄豆100克，核桃仁30克，白糖适量

【做法】

1.黄豆泡软，洗净；核桃仁洗净。

2.将黄豆、核桃仁放入豆浆机中，加水搅打成豆，煮沸后滤出豆浆，加入白糖拌匀即可。

蔬果炒豆腐

【材料】

豆腐250克，洋葱、胡萝卜、青椒、黑木耳、菠萝丁、圣女果适量，淀粉、盐、白糖、醋、高汤适量

【做法】

1.豆腐洗净，切方块；黑木耳洗净，泡发撕小片。

2.洋葱、胡萝卜、青椒均洗净，用花样框做好形状。

3.圣女果去蒂洗净，——对切为二。

4.将切好的豆腐用淀粉裹匀，放入烧热的油锅中炸一会儿，捞起沥油。

5.起油锅烧热，放入洋葱、胡萝卜、青椒、黑木耳、菠萝丁、圣女果翻炒一会儿，倒入高汤煮开，加盐、白糖、醋调味。

6.放入炸好的豆腐，翻炒一会儿，用淀粉水勾芡即可。

荷花豆腐

【材料】

豆腐200克，虾150克，盐、生抽、蚝油、高汤适量

【做法】

1.豆腐洗净切成大块；虾洗净取虾仁备用。

2.锅中加油烧热，将豆腐块炸至金黄色后捞出。

3.锅中加油烧热，放入虾仁、高汤，再加入盐、生抽、蚝油，起锅淋在豆腐上即可。

鸡蛋菠菜沙拉

【材料】

牛绞肉50克，菠菜75克，蘑菇2个，柠檬少许，鸡蛋1个，洋芋片5片，盐、白醋适量，芥末沙拉酱汁少许

【做法】

1.菠菜去根，洗净切段；柠檬洗净，切片；蘑菇去蒂，洗净切片。

2.牛绞肉加盐拌匀，入油锅炒熟，盛盘，加入菠菜、蘑菇，撒上洋芋片。

3.锅中注水，加入白醋，打入鸡蛋煮3分钟，捞出鸡蛋沥干并放入菠菜沙拉盘中，淋上芥末沙拉酱汁，搅拌均匀即可。

娃娃菜大虾汤

【材料】

鲜大虾150克，娃娃菜100克，小米椒25克，花生油10克，盐、味精、葱段适量

【做法】

1.将鲜大虾剪去虾须，开背洗净；娃娃菜洗净切块；小米椒洗净切段。

2.锅起火，倒入花生油，将葱炒香，加入小米椒、娃娃菜、鲜大虾并同炒1分钟，倒入水，调入盐、味精，煲至入味即可。

培根花菜汤

【材料】

花菜200克，土豆150克，培根75克，山楂10克，麦门冬8克，盐、黑胡椒粉适量

【做法】

1.将山楂、麦门冬放入棉布袋与清水750毫升一同置入锅中，以小火加热至沸腾，约3分钟后关火，滤取药汁备用。

2.花菜洗净，剥成小块；土豆去皮洗净，切小块；培根洗净，切小丁。

3.花菜和土豆放入锅中，倒入药汁以大火煮沸，转小火续煮15分钟至土豆变软。

4.加入培根及调味料，再次煮沸后关火即可。

西蓝花沙拉

【材料】

西蓝花100克，洋葱50克，西红柿80克，沙拉酱适量

【做法】

1.西蓝花洗净，切小朵；洋葱洗净，切碎；西红柿洗净，一部分切碎粒，一部分切片。

2.将西蓝花放入沸水中焯熟后捞出。

3.将西蓝花、洋葱粒、西红柿粒一起装入盘中。

4.挤上沙拉酱，用西红柿片围边即可。

鲈鱼西蓝花粥

【材料】

大米80克，鲈鱼50克，西蓝花20克，盐3克，味精2克，葱花、姜末、黄酒、枸杞、香油适量

【做法】

1.大米洗净；鲈鱼处理干净，切块，用黄酒腌渍；西蓝花洗净，掰成块。

2.锅置火上，注入清水，放入大米煮至五成熟。

3.放入鱼肉、西蓝花、姜末、枸杞，煮至米粒开花，加盐、味精、香油调匀，撒上葱花即可。

芙蓉西红柿

【材料】

西红柿、鸡蛋清各150克，核桃仁、洋葱各50克，盐、料酒、白糖各3克，鸡精2克

【做法】

1.西红柿用开水烫去表皮，切成丁；将盐、料酒倒入蛋液搅拌均匀；洋葱洗净切末。

2.油烧热，倒入洋葱末炒香，再倒入鸡蛋液炒散，加入西红柿丁、白糖、鸡精、盐翻炒均匀，撒入核桃仁，装盘即可。

炒胡萝卜牛肉

【材料】

牛肉150克，胡萝卜、洋葱各30克，盐、胡椒粉、香油、葱段适量

【做法】

1.牛肉洗净，切薄片，加胡椒粉拌匀，静置10分钟；胡萝卜洗净，切片；洋葱洗净，切碎。

2.油锅置火上，烧至六成热，倒入牛肉炒至变色，再放入洋葱、胡萝卜炒至熟透。

3.加盐、胡椒粉，淋入香油，起锅前倒入葱段，翻炒1分钟即可。

排骨丝瓜汤

【材料】

西红柿150克，卤排骨100克，丝瓜200克，白糖2克，盐3克，料酒4克，高汤适量

【做法】

1.西红柿洗净，切块；丝瓜去皮洗净，切滚刀块。

2.汤锅上火倒入高汤，倒入白糖、盐、料酒，放入西红柿、卤排骨、丝瓜煲至熟软即可。

南瓜蔬菜浓汤

【材料】

鲜奶300毫升，南瓜250克，包菜20克，盐少许

【做法】

1.南瓜去皮、去瓤，洗净切块；包菜洗净撕片。

2.果汁机洗净，放入南瓜，倒入鲜奶，打成汁水。

3.锅注水烧开，倒入汁水，加入包菜煮熟，加盐调味即可。

田园南瓜饼

【材料】

南瓜100克，糯米面团200克，白糖适量

【做法】

1.南瓜去皮、去瓤，洗净切片，入锅中蒸熟，取出压成泥；将南瓜泥、白糖和面团和匀，揉成光滑面团，做成均匀的小面团。

2.将小面团放入模子中做成南瓜状，入油锅炸至金黄色即可。

玉米炒鸡肉

【材料】

鸡脯肉、玉米各150克，青椒、红椒各50克，姜5克，盐5克，料酒5毫升，鸡精3克

【做法】

1.鸡脯肉洗净切粒；青椒、红椒洗净去蒂去籽，切丁；姜去皮洗净，切末。

2.鸡脯肉加盐、料酒、姜腌入味，于锅中滑炒后捞起；另起油锅炒香玉米、青椒、红椒，再加鸡脯肉炒入味，调入盐、鸡精即可。

青苹果炖生鱼

【材料】

青苹果块50克，生鱼100克，猪腱50克，鸡块50克，盐、味精适量

【做法】

1.猪腱、鸡块氽水洗净，生鱼洗净略炸，将三者放入炖盅摆好，加入清水，用保鲜纸包好。

2.上火炖4个小时，捞去肥油，加入青苹果块炖半小时，再下入调味料即可。

苹果贝壳面

【材料】

贝壳面250克，西红柿1个，苹果、哈密瓜适量，优酪乳20克

【做法】

1.西红柿去蒂，洗净切丁；苹果去蒂，洗净切丁；哈密瓜去皮，洗净切丁。

2.锅入水烧开，放西红柿、贝壳面煮熟，捞出沥水，放入盘中。

3.将苹果、哈密瓜倒入盘中，加优酪乳拌匀即可。

香蕉玉米羹

【材料】

香蕉、玉米粒、豌豆适量，大米80克，冰糖适量

【做法】

1.大米泡发洗净；香蕉去皮，切片；玉米粒、豌豆洗净。

2.锅置火上，注入清水，放入大米，用大火煮至米粒绽开。

3.放入香蕉、玉米粒、豌豆、冰糖，用小火煮至羹闻见香味时即可。

花生菠菜

【材料】

花生米50克，菠菜200克，酱油5克，盐3克，味精、香油适量

【做法】

1.菠菜洗净，切段，沸水焯熟；花生米炒熟。

2.将菠菜、花生米放入盘中，加入盐、酱油、味精、香油拌匀即可。

豆腐蒸黄鱼

【材料】

黄鱼800克，豆腐300克，盐4克，干辣椒丝、葱丝各3克，豉油、黄酒适量

【做法】

1.黄鱼处理干净，切块，加入盐、黄酒抓匀；豆腐洗净，切大块。

2.将黄鱼放在豆腐上，撒上葱丝、干辣椒丝，入蒸笼蒸5分钟。

3.取出蒸好的黄鱼，浇上豉油，再淋上烧至八成的热油即可。

清汤荷包蛋

【材料】

鸡蛋6个，葱5克，姜5克，盐3克，味精、胡椒粉各2克，香油5克

【做法】

1.葱洗净，切花；姜去皮洗净，切末。

2.锅置火上，注入适量清水，待水煮沸后打入鸡蛋，放入姜末。

3.鸡蛋煮至七成熟时，调入盐、味精、胡椒粉，撒上葱花，淋入少许香油，即可出锅。

味噌海带汤

【材料】

味噌酱12克，海带芽5克，豆腐55克，盐3克

【做法】

1.豆腐洗净，切小丁。

2.大火煮水并将海带芽、味噌酱熬成汤头。

3.汤头中加入切成小丁的豆腐，待汤沸后加入少许盐调味即可（海带芽与味噌酱带有咸味，应先试汤头，若味道不足再加盐）。

牛奶银耳水果汤

【材料】

纯牛奶500克，银耳、猕猴桃、西红柿、冰糖各适量

【做法】

1.银耳洗净泡发，捞出沥水；猕猴桃、西红柿均洗净去皮，放入果汁机中打成果汁。

2.锅中倒入纯牛奶、果汁，放入银耳煮25分钟，再加冰糖煮至溶化即可。

芝麻炒小白菜

【材料】

小白菜500克，白芝麻15克，姜丝10克，盐5克

【做法】

1.放少许白芝麻入锅，锅热后转小火，不断翻炒至有香味时盛盘；小白菜洗净。

2.油锅烧热，放姜丝炝锅，再放入小白菜，猛火快炒，然后放入盐调味；等菜熟时，倒入炒香的白芝麻，再稍作翻炒即可出锅。

彩椒茄子

【材料】

茄子200克,红甜椒、黄甜椒各1个,胡萝卜、黄瓜各80克,葱末、姜末、蒜末、水淀粉适量,酱油、白糖各5克,盐3克

【做法】

1.茄子、红甜椒、胡萝卜、黄瓜分别洗净,切小丁;黄甜椒洗净,从1/3处横切,去籽备用。

2.锅中加油烧热,入茄丁煎至金黄色,捞出。

3.锅留底油烧热,用葱末、姜末、蒜末炝锅,放入胡萝卜丁煸炒,放入红甜椒丁、黄瓜丁炒匀,放入茄丁,加酱油、白糖、盐调味,炒熟后勾芡,再盛入黄甜椒即可。

金针菇炒三丝

【材料】

金针菇600克,葱丝、胡萝卜丝、豆腐丝适量,清汤、香油适量

【做法】

1.金针菇洗净。

2.锅内油烧热,放葱丝、胡萝卜丝、豆腐丝炒香,放入少许清汤调好味。

3.倒入金针菇炒匀,淋上香油即可。

菠菜猪肝汤

【材料】

猪肝200克,菠菜100克,高汤适量,盐3克,淀粉5克

【做法】

1.菠菜去根洗净,切小段;猪肝洗净切片,加淀粉拌匀。

2.锅内加适量高汤煮沸,加猪肝,转大火,下菠菜,等汤再次煮滚,加盐调味即可。

猪肝肉泥

【材料】

猪肝50克，猪肉50克，豆腐100克，酱油、盐、糖、生粉、花生油少许，葱花适量

【做法】

1.将豆腐放入沸水中煮2~3分钟，除去硬皮后搓成蓉状备用；将猪肝去筋膜后剁细，猪肉洗净后剁碎。

2.将所有原料与调味料调成饼状，上蒸锅蒸熟后，撒上葱花即可。

胡萝卜炒牛肉

【材料】

牛肉150克，胡萝卜、洋葱各30克，盐、胡椒粉、香油、葱段适量

【做法】

1.牛肉洗净切薄片，用胡椒粉抓匀，静置10分钟；胡萝卜洗净切片；洋葱切碎。

2.锅置火上，油烧至六成热，倒入牛肉炒至变色，再放入洋葱碎、胡萝卜片炒熟。

3.加盐、胡椒粉炒匀，淋入香油，起锅前倒入葱段再翻炒1分钟即可。

鸡肝粥

【材料】

粳米50克，鸡肝100克，姜20克，葱10克，酱油10克，盐3克，香油12克

【做法】

1.粳米洗净；葱洗净切花；鸡肝洗净切小丁；姜去皮切末；将鸡肝放入碗中，加入姜末及酱油拌匀，腌15分钟。

2.随米放入锅中，加入适量水煮至软烂，再加入鸡肝煮熟，最后加盐调味，撒上葱末，淋上香油即可。

鲤鱼炖冬瓜

【材料】

鲤鱼1条，冬瓜200克，香菜25克，葱、姜、盐、胡椒粉、高汤适量

【做法】

1.将鲤鱼去鳞去鳃，洗净，在两侧剞"棋盘花刀"；冬瓜去皮，切片；葱、姜洗净，分别切成段和片。

2.鲤鱼煎至两面金黄，取出。

3.葱段、姜片炝锅，放入鲤鱼，倒入高汤、冬瓜片，加盐，炖至入味，拣出葱段、姜片，加入胡椒粉、香菜，出锅装入汤碗中即可。

土豆烧鲢鱼

【材料】

土豆200克，鲢鱼200克，红椒1个，盐5克，味精3克，胡椒粉1克，酱油5克，姜10克，葱8克

【做法】

1.土豆去皮洗净切块；鲢鱼洗净，切大块，用酱油稍腌；葱切丝，红椒切小块，姜切块。

2.将土豆、鱼块入烧热的油中炸，至土豆被炸至紧皮时捞出，备用。

3.锅置火上热油，爆香葱、姜，下入鱼块、土豆和调味料，烧入味即可。

虾仁水果沙拉

【材料】

虾仁、猕猴桃、香瓜各75克，优酪、沙拉酱适量

【做法】

1.虾仁洗净；猕猴桃洗净去皮，切丁；香瓜洗净，切丁。

2.锅中倒入水烧开，放入虾仁氽熟，捞出沥水，与猕猴桃、香瓜一起放入盘中。

3.淋上优酪、沙拉酱即可。

蒜蓉粉丝蒸扇贝

【材料】

扇贝300克，粉丝150克，红椒适量，盐2克，蒜蓉15克，葱花、料酒、鸡精适量

【做法】

1.扇贝刷净，用刀切开，扔掉没肉的半扇贝壳后洗净，贝肉用盐和料酒腌渍5分钟；粉丝发好；红椒洗净切末。

2.油锅加热，放入蒜蓉，小火炒至黄色，加盐和鸡精炒匀后盛出。

3.贝壳上先后放入粉丝、贝肉、蒜蓉，装盘。

4.把盘子放入蒸笼中，蒸熟后取出并撒上红椒丁和葱花，淋热油即可。

虾仁炒面

【材料】

熟面条150克，虾仁100克，胡萝卜、黄彩椒、红彩椒、葱花适量，盐2克，生抽、芝麻油、料酒适量

【做法】

1.胡萝卜洗净切条；黄彩椒、红彩椒切丝；沸水锅中倒入胡萝卜，焯煮至断生，捞出沥干水分。

2.用油起锅，倒入适量葱花，爆香。

3.倒入面条，翻炒约1分钟，加入生抽、芝麻油，炒匀，将炒好的面条盛入碗中。

4.另起锅注油，倒入葱花、胡萝卜、黄彩椒、红彩椒、虾仁，炒匀，加入料酒、清水、盐，翻炒约1分钟至入味，将食材盛出，浇在面上即可。